엄마, 아토피가 나았어요!

유　　원 지음

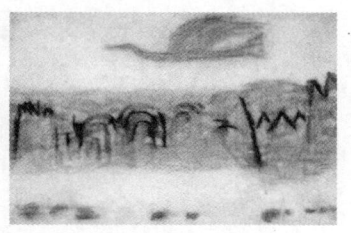

명지사

추 천 사

오늘날 현대인들은 과거보다 문명의 혜택을 많이 받고 있지만, 의학이 발달했음에도 불구하고 원인조차 규명되지 못하는 여러 가지 질병으로 고통을 당하고 있는 것이 현실입니다. 이러한 원인은 인간이 자연과 공존해야 하는 존재임을 잊고 무분별한 개발과 환경 파괴에 따른 당연한 결과라고 생각합니다.

그러나 다행스럽게도 최근 들어 이런 왜곡된 현상을 치유하고 자연으로 돌아가려는 노력들이 여기저기서 나타나고 있습니다. 즉 문명의 발전이라고 여겨 왔던 인공적인 제품보다는 자연소재를 사용하는 친환경적인 새로운 제품을 개발하려는 노력들이 시도되고 또 많은 호응을 얻고 있습니다. 이는 건강과 장수에 대한 인류의 공통된 소망 때문이라고 생각됩니다.

이 책의 저자 유원씨는 한때 건강을 잃고 모든 것을 포기하는 지경에까지 이르렀으나 불굴의 의지를 가지고 스스로 여러 가지 방법을 시도하여 건강을 회복하고 새 삶을 찾은 입지전적인 사람입니다. 저자는 건강을 회복하는 과정에서 자신이 경험하고 시도하여 좋은 결과를 얻었던 내용을 바탕으로 그 동안 3권의 건강 관련 책을 출간한 바 있습니다. 그러나 이에 만족하지 않고 현대인의 적인 질병의 보다 근본적인 예방과 치료를 위해서는 자연친화적인 제품을 개발하여 보급하는 것이 더 많은 사람들에게 더 많은 도움을 줄 수 있다고 판단하여 건강과 환경 관련 제품을 개발하고 생산하는 벤처 기업을 직접 창업하려고 했습니다.

학장인 저 역시 평소 건강과 환경 분야에 관심을 갖고 대학 내에 창업보육센터를 운영하면서 우리 대학의 교수들과 공동으로 친환경적인 제품을 연구·개발하고 있습니다.

이러한 두 사람의 공통적인 관심사가 열매를 맺게 되어 우리 대학과 산학협력사업으로 건강·환경 관련 제품을 생산하는 벤처기업인 (주)천기체를 설립하게 되었습니다. 동사에서는 최근 인체에 대하여 생명의 돌로 선풍적인 인기를 끌고 있는 게르마늄을 활용한 제품을 개발하여 특허

출원 후 생산·판매하고 있으며, 이어서 화재가 발생해도 유독 가스가 발생하지 않는 천연소재 벽지를 개발하여 각종 공해와 재난으로부터 건강과 생명을 지키려는 노력을 기울이고 있습니다.

이렇듯 바쁜 가운데서도 저자인 유원씨는 그 동안 다 기록하지 못한 내용과 새롭게 발명하고 개발한 각종 치료와 치유방법 등을 총망라하여 이번에 네번째 저서를 출간하기에 이르렀습니다.

아무쪼록 이번에 발간되는 이 책이 우리나라 국민은 물론 인류의 건강 증진과 행복에도 기여하기를 바라마지 않습니다. 이 책이 나오기까지 애쓰신 저자에게 다시 한번 깊은 감사와 격려의 말씀을 드립니다. 그리고 저자의 건강과 환경 관련 벤처기업인 (주)천기체의 앞날에도 무궁한 발전을 기원합니다.

인천기능대학 학장 명예공학박사
김 동 석

머리말

나는 좀 별나다. 그것도 무척이나 말이다. 직업이 여러 가지여서 귀동냥하며 이것저것 기웃거리기를 자주 한다. 누가 나의 고향을 물으면 블랙스톤(흑석동)이라고 말한다. 내 고향은 아주 작은 뒷산이 있었고 거기에는 도둑 고양이들과 몇 개의 무덤이 있었는데 40여년이 흐른 지금도 그대로이다.

용돈을 잘 받지 못하는 집안 사정으로 중학생 때 가두에서 신문을 팔았는데 야참으로 라면을 즐겨 먹었다. 고등학생 때 교회를 다니며 독서실에서 기도 생활을 하던 중 시도 때도 없는 잠과 식사 (식사래야 라면이 최고였고 5개씩 먹었다) 때문에 위장을 다 버려 지금도 고생을 하고 있다. 덕분에 나는 군대 생활을 1년도 채우지 못했다. 또한 그 덕에 대학물을 먹을 수 있었다.

빗나간 친구들이 많았는데 축구회 모임을 가지 보니 인근 경찰서에서 비상이 걸렸었다. 군부대 사단장 취임식 때보다 별들이 더 많아서였다. 그들 중 몇몇을 제외하고 대통령이 만든 대학(삼청교육대)을 나왔지만 지금은 건실하게 잘살고 있다. 그 대학은 단과대학으로 졸업장도 없고 지금은 사라졌지만 세인들의 입방아에 가끔 오르내리기도 한다.

사회생활을 접하면서 빨리 돈을 벌어야 한다는 욕심으로 직장생활은 길지 못했다. 사업을 하면 돈을 많이 버는 줄 알았기 때문이다. 잘난 삼촌 덕에 오피스텔 붐 때 부동산을 어깨 너머로 배워 어린 나이에 돈을 좀 만져보았는데, 그것이 화근이 되어 이 나라 저 나라를 전전하며 돌아다닌 적도 있었다.

그런데 부동산 붐은 나에게 못된 버릇을 가르쳐 주었다. 몇 푼 안 가는 땅을 찍어놓고 되파는 수법이었기 때문이다. 나에게 그런 일들을 동냥해 준 친구들은 지금도 사기꾼들이 되어 애들 등록금을 꿔가면서 그 시절이 다시 오기를 기다리며 신문지를 오려 작업을 한다. 그런 곳에서 빠져나온 나는 돈에도 무게가 있노라고 이빨 빠진 헛소리를 하고 다닌다. 땀을 흘려 돈을 벌지 않으면 결코 돈의 가치가 없다는 것을 마음 속으로 되뇌고 있다.

어떻게 뒷걸음치다가 대통령 동생을 친구로 사귀게 되었으며, 반짝이는 유명 가수와도 친분이 생겼고, 동행하다 보니 가수 김수철이 동창이라는 것도 수다떨다가 알게 되었다. 이런 저런 내용 없이 세월을 보내다가 나는 완전히 망했다. 그런 후 내가 다니던 술집 웨이터에게 부탁하여 대리 운전을 했다. 첫날 오후 11시쯤 나가 밖에서 대기하다가 늦게 나오는 바람에 새벽 4시가 되어서야 그놈의 집에 바래다 주고 4만원을 받고는 똥 씹은 얼굴이 되고 말았다.

지겨운 직장에 다니는 생활과 밤의 혹사로 나의 건강은 더욱 지쳐가고 있었다. 다행히 그 틈에 땡땡이를 쳐서 학원을 다니며 잡학 등에 관한 공부를 할 수 있었다. 사실은 국가기술자격인 기사1급 자격증 외에 6개의 자격증이 있는데, 왠지 노가다는 정말 하기 싫지만 서류만 내면 오라는 데가 있어서 취직은 걱정하지 않았다.

논산 훈련소에서 나한테 손금을 보려면 막사에서 줄을 서야 볼 수 있었고 그 백으로 장교 식당에서 하얀 쌀밥에 고급 담배까지 피우는 신분이 되었지만, 내 몸에 끼가 흐르고 있다는 걸 정작 내가 나를 모르고 있었다.

쥐꼬리만한 능력으로 『당신의 조상이 울고 있습니다』라는 책을 한 권 내고 팔자가 구자되기를 기다리다 한화 이글스 야구 감독인 유승안(당시 코치)을 만났는데, 형수가 백혈병인데 어떻게 하면 좋겠냐고……? 나는 정성스럽게 형수의 묘자리를 봐주었고 부모님의 이장도 해 드렸다. 그 후 어떻든간 감독의 자리에 오르는 기쁨을 가장 먼저 알게 되었다.

강남역 근처에서 수맥과 풍수 강의를 하던 중 스님을 만나 쑥뜸과 단식을 배우고 건강에 보살핌을 받다가 또 한 권의 책을 만들었다. 쑥뜸을 배워 뜨다가 보니 그냥 먹고 살게 되었고, 건강에 관한 관심은 누구 못지않게 가지고 있다. 내 몸에는 껌 붙은 자국이 많이 있다. 머리부터 다리까지 쑥뜸을 떴기 때문이다. 책장에는 잡학 외에 기이한 책들이 많이 꽂혀 있다. 어지간한 건강식품들은 먹어보지 않은 것이 없으며 진열을 해놓고 있다. 기행을 하느라 인테리어 차원에서 꽁지머리로 치렁치렁 다니기도 했으며, 주로 한복을 입고 다니기도 했다.

한때 나는 건강이 나빠서 건강을 챙기느라 약과 주사를 달고 다니다가 요즘엔 쑥과 단식으로 아주 건강하게 지내고 있다. 누구든 상담을 원하면 사주풀이를 통해 체질분석을 한 다음 당신들이 먹고 입어야 할 것들을 상세히 알려주고 있다.

지금부터 몇 자 끌쩍거리는 것은 과학적인 지식보다는 자연적인 원리를 알리기 위해서이다. 너무 궁시랑거려 죄송하다. 본서를 통해 조금이나마 (솔직하게 말하면 아주 많이다) 건강에 관심이 있는 분이라면 최소한 끝까지 꼭 읽어보시기 바란다. 특히 어린아이의 아토피성 피부염, 천식 등의 호흡기 질병과 이유 없는 시름시름 병들, 그리고 여성이 피부가 좋아지는 이유와 어떻게 해야 자신이 스스로 건강을 유지하는가에 대해 아는 바를 옮기려고 노력했다. 지금부터 뚱뚱한 사람은 날씬해지고 허약한 사람은 건강해지자. 그리고 살아가는 인생 정말 재미있게 살기를 바란다.

본서를 출간하기까지 3년간이나 필자를 먹여 살려주신 인천기능대학 김동석(박사) 학장님과 조수연(박사) 교수님의 격려, 그리고 대학 관계자 여러분과 주위에서 격려해 주신 여러분들에게 머리 숙여 감사를 드린다. 끝으로 국내외 천연벽지 업계의 지각을 변동시킨 남윤석 사장님께 깊은 존경의 감사를 드리며 인사를 맺는다.

유   원

【창업이념】

벽지닥터는 건강한 대한민국을 위하여 창업한다.
백의민족의 물 좋고 산 좋은 기질을 다시 찾기 위함이며
문명의 발전에 소외된 환경적 요소를 개선하여
몸과 마음을 깨끗이 하고자 한다.
우리가 살아가는 산하가 이제 깨끗이 지켜져야 하는 것이
우리들의 사명이다.
질병 없는 세상
사고(思考)가 정립된 세상
풍요가 넘치는 세상을 만들어가는 데 정성을 다하겠다.
벽지닥터여, 용트림하라.

벽지닥터 브랜드
(주) 천기체 대표이사 유   원

차 례

18

1. 환경과 건강

1-1. 주변 환경을 바꿔야 건강하다

예전에 영국 *런던에 극심한 스모그 현상으로 짧은 시간에 많은 사람들이 병원 문을 두드리며 죽었다. 대기의 오염된 공기가 정체되어 호흡기에 병을 유발한 것이다.

그 후 일본에서는 이따이이따이라는 괴질이 돌아 한 마을에 후천성 불구가 되는 괴이한 현상이 진행되어 세계를 경악시킨 경우도 있었다.

한강의 물고기가 구부러지고 벌레들의 암수가 바뀌는 현상을 학자들은 생태계의 변화라 하고 식품의 변형이 주는 현상을 유전자 변형이라 하여 세인들도 많이 들어 알고 있다. 그러나 좌시하지 말아야 할 것은 먼저 인간이 더러워지므로 자연이 지저분해진다는 것이다.

어린 시절 우리들은 한강에 배를 띄워 놓고 뱃놀이와 낚시를, 여름에는 따듯한 모래찜질에 수영을 즐겼다. 국군의 날 기념식에는 에어쇼라고 하여 모형 타깃을 만들어놓고 실제 폭탄을 퍼붓는 전쟁놀이를 즐겁게 보아왔다. 어부들은 그물을 치고 줄을 당기느라 노랫가락을 휘날렸고, 조정 경기를 하는 선수들은 힘찬 구령에 구슬땀을 흘렸다. 강가에 모인 우리들은 잔챙이 고기를 고무신에 넣으려고 모래를 밟으며 허우적거리면서 놀이를 즐겼다.

지금의 우리가 처해 있는 모습과 이 시절에 지나간 세월들은 너무도 무섭게 변화한 것이 모두 환경 탓일까?

*런던 스모그

영국 런던의 대기오염은 주로 공장의 배기 가스, 빌딩이나 가정의 난방으로 인한 매연이 주요 원인이 되었고, 여기에 짙게 깔려 있는 안개로 사건이 더욱 악화되었다. 당시 런던의 연료는 대개 석탄이었으며, 기온이 내려가자 연료 소비량이 급증하면서 매연 배출량도 증가하여 공기 중의 황산화물 함유량이 평소의 2배에 달했다. 안개와 매연이 결합되어 스모그 현상을 일으키면서 가시 거리(볼 수 있는 거리)가 100m도 안 되어 제대로 사물을 알아볼 수 없었다. 살인적인 스모그 사건이라는 말이 나올 만큼 처참했던 이 사건은 1952년 12월 5일부터 9일까지 5일간 일어났다. 주로 노인, 어린이, 환자 등 허약 체질을 가진 사람들에게 엄습하여 4,000여명의 호흡기 질환 환자가 사망했고, 다음해 2월까지 8,000여명의 사망자가 늘어나 총사망자는 12,000여명에 달했다. 유아와 노인 사망자가 많았고, 45세 이상에 있어서는 연령과 사망자 수가 비례하는 현상을 나타냈다. 이와 같은 참사를 가져온 스모그 사건은 주로 아황산가스와 떠돌아다니는 먼지가 안개와 결합하여 일어났다.

지금 우리가 쓰고 있는 벽지들은 대부분 석유에서 추출한 유기화합물에 각종 시료를 약간씩 넣고 시료의 명칭을 넣는다. 그리고 이름이 있는 브랜드 회사에서 엄청난 광고를 해댄다. 소비자는 지금 모두들 혼돈의 시대에 살고 있는 것이다. 대부분 독이 가득 찬 벽지를 팔고 있기 때문이다. 독이 들어 있는지는 벽지를 바르는 시공자들이 너무 잘 안다. 그들은 본업으로 하는 분들도 있겠지만 대부분 일당으로 일을 하는 분들이다.

독이 나오는 벽지는 태워보면 알 수 있다. 검은 그을음에 유독성 가스가 나오기 때문이다. 바르는 풀조차 방부제를 사용하기 때문에 먹을 수가 없다. 나는 단언한다. 우리가 만드는 벽지의 풀은 배가 고파서 양껏 먹는다 해도 전혀 해가 없다.

이런 벽지가 우리에게 주는 영향은 정말 대단하다. 1시간에 사방 1미터당 약 5,000μg을 내뿜는데, 30평형의 APT인 경우 약 70평의 벽지가 사용되므로 상상을 해보자. 뿐만 아니라 장판이나 바닥재에서는 몇 배나 더 되는 엄청난 유해물질이 방사되고 있다.

그뿐인가? 책상, 장롱, 알루미늄 새시를 가리고 붙이는 무늬목 등 헤아리면 이루 말할 수가 없다. 이러고도 귀하의 가정에서 건강하기를 생각한다면 오판이 아닌가?

어떤 학자가 주장하기를, 앞으로 20년 후면 생식기능이 저하되어 인류의 인구 증가는 멈출 것이라고 환경에 대해

경고를 하고 있다. 지금도 남자들의 정자가 급격히 줄어들고 있다고 한다. 그 이유는 무엇일까? 하루에 식사는 3회 하지만 하루 종일 먹는 것은 공기이다. 공기는 실내에서나 실외에서나 무조건 먹지 않으면 절대 안 된다. 실내가 오염된 것은 냄새로 알 수가 있다. 실내에 들어서서 특유의 냄새가 난다면 무조건 오염이 된 것이다. 음이온이 방사되는 초자연적인 산골에는 흙과 나뭇잎 그리고 상큼한 바람뿐이다. 이외의 냄새로 인간에게 이롭고 자연적인 것은 없다.

몇 명의 직원에게 물었다. 나이키와 코카콜라가 무슨 회사냐고? 너무도 쉬운 질문에 빤히 쳐다보더니 운동복, 신발, 그리고 병을 예쁘게 만든 맛있는 콜라……. 절대 그렇지 않다. 절대 그들은 광고회사일 뿐이다. 공장은 없고 마케팅을 유수의 브랜드로 이끌어가는 광고회사일 뿐이다. 건설회사에서 각종 건자재를 만드는가? 그것도 절대 아니다. 모두 하청업체를 잘 관리하여 공정대로 진행하는 것이다. 그들은 막대한 자금으로 남들이 하지 못하는 노하우와 브랜드로 거대한 기업을 이끌어가는 것이다.

씨나락 까먹는 이야기로 들릴지 모르겠지만, 우리나라의 중요한 몇몇 벽지 메이커들은 자사의 제품을 공장에서 아주 열심히 만들어 내다 파는데 건강에는 안중에도 없다. 어쩌다가 건강 상품을 만들어냈다면 시료가 약간 섞인 제품일 뿐이다. 단언하건대 지금까지 만들어진 제품

중에 풀과 시료가 100% 천연인 제품은 (주)천기체의 게르마늄 벽지와 장판 그리고 (주)에덴의 바이오 벽지뿐이다.

농경민족인 우리들은 내 땅과 내 집의 소유욕이 대단히 강하고 뿌리 깊게 남아 있다. 유목민족의 다른 나라에서는 천막을 치고 살며 또 환경이 변하면 다른 곳으로 이전하면서 거처를 자주 옮겨 살기 때문에 주거에 대한 욕심보다는 주식에 관한 욕심이 강렬하게 작용한 것 같다. 처음에는 초가집으로 시작하여 기와집 그리고 아파트 문화가 정착되면서부터 미학적인 요소로 내부에 인테리어 개념이 도입되면서 어느 가정이든 우리나라에서는 벽지를 사용한다.

어떤 집이든 방문을 하게 되면 특유의 집안 냄새가 나는데, 대부분 벽지를 포함한 내장재의 냄새이며 일부는 음식과 각종 가재도구에서 나오는 냄새이다. 이러한 냄새는 습관이 되어 맡으니까 잘 모르겠지만, 사실은 대단히 우리 건강을 해치는 나쁜 성분의 냄새이다. 새 집에 이사가서 아프면 흔히 잘못 이사온 것으로 생각하여 미신에 의존하거나 불길한 예감을 감추지 못하는 것도 우리들의 한 생활상이다.

후각은 마취되는 성질을 가지고 있기 때문에 어느 정도 지나면 기능을 잃어버리며, 다른 환경에 적응한 후에는 다시 냄새를 구별할 수가 있다. 전술한 바와 같이 독특한 냄새는 대부분 유해한 가스 냄새이므로 내장재를 바꾸지 않으면 절대 건강해질 수 없다. 그럼에도 우리 가정의 대부분은 벽지와 장판이 차지하고 있으며, 비싸고 디자인이 훨씬 좋은 벽지일수록 유해한 가스가 더 많이 발생한다는 사실을 모르고 있다.

초가집은 창호지와 황토에 구들장을 깔아놓아서 각각의 기능들이 우리들의 건강에 흠이 되지는 않았다. 창호지는 자체로 숨을 쉬기 때문에 여러 사람들이 기거하면서 입으로 내쉬는 일산화탄소 등의 공기오염을 막아주었다. 황토 또한 구멍이 많아 흡착을 하는 기능을 가지고 있을 뿐만 아니라 어린아이들이 먹어도 해가 되지 않는 무해한 요소로 이루어져 있다. 볏짚으로 만든 초가집은 여름과 겨울에 상반되는 기온을 유지하게 했고, 우리들의 농사철에 쉽게 만질 수 있는 소재들이었다. 단지 위생적인 시설이 부족하여 전염병 등에 노출되었지만 이렇게 취약한 단점이 개선된 것이 오늘날 현대인들이 많이 살고 있는 아파트이다.

고백하건대 아파트의 골조를 세우는 기둥이나 슬래브라고 하는 천정과 바닥의 콘크리트에서 독이 나오는 줄 알았는데, 사실은 건조 과정에서 대부분 없어지기 때문에 문제가 되지 않았지만 벽지 연구에 몰두하다 보니 알게 되었다. 벽지나 장판 그리고 합판을 가장 많이 활용하여 무늬를 가지고 있는 무늬목과 싱크대에서 검출되는 유해한 독소가 지금도 당신 가정의 건강을 파괴하고 있다는

사실을 생각한다면 좀더 심각하게 대책을 세워야 된다고
판단한다.

아침에 일어나서 개운한 뒷맛을 못 느끼는 경우나 휴일
날 아무리 많은 시간을 쉬어도 피곤하다고 느낀다면, "당
신 가정의 벽지와 장판의 디자인 문양이 당신의 건강을
해치고 있습니다"라고 비웃고 있는 것이다.

뿐만 아니라 면역력이 떨어지는 아이들과 임산부들의
정상아 출산 걱정은 음식과 운동만으로는 안 된다는 사실
을 일러두고 싶다. 건축 구조가 과학적으로 진행되므로
내부와 외부의 유통되는 공기가 차단되게 하는 기술이 좋
아져서 고급 주택이라고 말들을 하지만 실내의 내장재가
이런 상황이라면 그리 고마워할 일이 아니다.

1-2 *기관지천식, *아토피성 피부염, *비염 등이 발생하는 원인

*기관지천식

일반적으로 천식이라고 불리는 질환으로, 원인은 여러 가지 설이
있으나 **알레르기설이 가장 유력**하다. 천식과 가장 관계가 깊은 소인
(素因)으로 알레르기 체질이 있다. 이는 원래 알레르겐(Allergen, 알레
르기를 유발하는 물질)의 작용에 의하여 항체를 만들기 쉬운 체질인
데, 그러한 체질을 가진 사람에게는 각종 발작의 유인, 예컨대 감염,
내분비 조절장애(사춘기나 갱년기에서 볼 수 있다), 과로, 정신적 스

트레스 등 외에 화분(花紛), 실내외 먼지, 곰팡이 등 알레르겐의 접촉에 의하여 발작이 오기 쉽다. 증세의 전형적인 특징은 기침, 재채기 등의 전구증상(前驅症狀)에 이어 급속히 호흡이 곤란해지며, 호흡을 하면 그르렁그르렁하는 천명이 나온다. 그런 발작이 멎으면 소량의 진득거리는 담이 나오고, 호흡이 차차 편해지면서 천명도 진정되어 발작 전의 평상시 상태로 돌아간다. 발작의 강약은 환자에 따라서 매우 다르며, 또 빈도나 지속 시간도 가지가지이다. 발작은 야간 또는 새벽에 일어나는 경우가 많고, 계절적으로는 봄과 가을의 환절기에 많다.

*아토피성 피부염

아토피성 피부염(Atopic dermatitis)은 아토피 소인(알레르기 체질)을 가지고 있는 개인에게서 피부, **호흡기 점막**, 안 점막 등에 나타나는 대표적인 피부질환이다. 아토피 소인에 의한 알레르기 질환으로 알레르기 피부염, 알레르기성 비염, 천식, 알레르기성 결막염, 아토피성 두드러기 등이 있으며, 이들 질환은 단독 또는 여러 질환이 동시에 나타날 수 있다. 흔히 태열이라고 불리는 만성피부질환으로서 피부 건조증 및 가려움증이 주증상이다. 면역학적 특성을 보여 다른 알레르기 질환인 두드러기, 금속 알레르기, 천식이나 알레르기성 비염 등을 동반하는 경우가 있으며 가족적인 경향이 있다. 아토피성 피부염은 상당히 많은 사람들이 앓고 있는데, 전인구의 0.5%-1%, 어린이의 경우 5-10%가 고통을 받고 있다. 증상이 나타나는 시기는 대체로 생후 2~6개월이며, 특히 1세 미만에서 가장 많이 나타나고, 85%가 만다섯 살 안에 나타난다. 보통 어릴 때 잠시 앓는 병이라고 알려져 있지만, 환자의 50%는 두 돌 이내에 없어지나 25%는 청소년기까지 가며 나머지 25%는 성인이 되어도 없어지지 않고 계속된다. 환경적인 방법으로는 집안의 온도와 습도를 항상 적정하게 유지시키고 (온도 20C, 습도 50-60%) 집먼지진드기, **화학물질**, 애완동물 등의 유발 인자를 없애야 한다.

*비 염

비염이란 코 점막이 특정 물질에 대하여 과민반응을 나타내는 것으로 연속적인 재채기 발작, 계속 흘러내리는 맑은 콧물(수양성 비루), 코막힘(비폐색) 등이 특징적인 증상인 **알레르기성 질환**이다. 그 외에도 눈이나 인후두의 가려움증, 냄새 감지 능력의 감퇴, 두통, 눈부심, 과도한 눈물, 피로 등의 증상이 같이 생기기도 한다. 소아 때부터 발병하는 경우가 흔하며, 잘 치료하지 않아 오래되면 코는 항상 막혀 있게 되고, 만성 부비동염(축농증), 비용종(물혹), 중이염 등을 유발하기도 한다. 그리고 코로 숨쉬기가 어려워 입으로 숨을 쉬게 되어 얼굴 발육이 위아래로 길쭉한 기형이 되기 쉽고, 치아 부정 교합 등을 일으키기도 한다. 비염은 유전적인 소인을 가져서 부모 양쪽이 알레르기성 질환을 가진 경우 약 75% 정도에서 자식에게도 알레르기성 질환이 나타난다는 보고가 있을 정도로 유전적인 요소가 크다. 또한 교통수단의 발달, 주거환경의 변화, 대기오염의 증가, 습도의 저하나 저온도 등이 코에 과민반응을 일으킬 수 있는 주요 원인이 되기도 한다.

소제목의 병들은 대부분 호흡기병이다. 하하하, 아토피성 피부염은 호흡기병이 아니라구요. 그래요? 아니, 한번 더 붙인다면 일반 피부병들도 대부분 호흡기에서 비롯되는 것이다. 그것은 폐와 대장은 한방에서 음양으로 구분하여 같은 장기로 보고 있기 때문이다. 즉 장기라는 뜻이다. 상세한 것은 뒤편에 자세히 설명해 놓았다.

어머니의 탯줄을 끊기 전에 자궁에서 생명체는 폐로 숨을 쉬는 것이 아니라 단전이라는 배꼽 밑의 혈(穴)점이 중심이 되어 숨을 쉰다. 그래서 아기가 태어난 직후 물에서 유영을 자유롭게 할 수 있는 것은 이러한 이유에서이다. 그런데 자라면서 호흡기능이 폐호흡으로 되어 버리는 것이다. 만일 단전으로 호흡을 계속할 수만 있다면 위의 소제목의 병들은 걸리지 않을 것이다. 그래서 단전호흡을 많이 하신 분들의 피부가 젊어 보이는 이유가 여기에 있는 것이다. 하루에 호흡은 단 몇 초도 쉬지 못한다. 아니, 평생 호흡에는 쉼이 있어서는 안 된다. 식사를 하는 동안이나 다른 음식을 먹을 때도 숨을 쉬어야 한다. 잠을 자는 순간까지도…….

이렇게 호흡을 하는 데 *적당한 산소가 우리 몸에 들어가야 한다. 화재가 났을 때 유독성 연기를 마시고 질식사하게 되는 원인도 필요한 산소가 아니기 때문이다. 삼풍백화점 화재 사고로 현장에서 유독성 연기를 마신 분들은 수년이 지난 지금도 기침을 하면 검은 가래가 나온다고 하는 것을 보면 호흡기의 중요성을 새삼 느끼게 한다. 예전에는 화재로 화상을 입거나 피부가 타서 문제가 되곤 했다. 그런데 얼마 전에는 화학물질의 발달로 유독성 연기에 질식사하는 대구 지하철 참사가 발생하여 우리에게 많은 고통과 교훈을 가져다 주었다.

  지금 우리 가정에는 아주 미약한 화재가 늘 발생하고 있다. 눈에 보이지 않는 열에 의한 유독물질의 방사가 끊임없이 일어난다는 것이다. 보일러의 가동으로 방바닥이 데워지고, 주방에서 음식을 만들기 위해 불을 피운다. 음식을 끓이면 대류현상에 의해 따뜻한 기운은 상승한다.

*적당한 산소

  호흡은 체내의 대사작용에 필요한 산소를 섭취하고, 대사작용의 결과로 생성된 이산화탄소를 체외로 배출하는 과정

  (1) 호흡수와 호흡량

  가. 안정시 : 성인의 호흡수 16~18회/분, 1회 호흡량 500㎖

  나. 운동시 : 성인의 호흡수 40~60회/분, // 2~3L

  (2) 산소 섭취량과 산소 부채

  가. 산소 섭취량 : 성인의 안정시 산소 섭취량 - 200~250㎖, 격렬한 운동시 - 3~5L

  나. 산소 부채 : 단시간의 격렬한 운동 중에 산소 섭취량이 수요량보다 부족하여 체내에 산소가 부족해지는 현상

  (일반인의 최대 산소 부채량 : 4~5L, 단련된 운동선수 : 15~16L)

거기에 추운 겨울에는 창문을 꼭꼭 닫고 온도를 올린다. 40~60도의 바닥에서는 유독물질의 장판이 늘어지면서 독소를 뿜어낸다. 이러한 총체적인 실내 공기는 이미 오염이 되고 우리의 호흡기를 통해 여러 가지 병들을 만들어내고 있다.

천식으로 결석하는 어린이들이 25%나 된다고 *신문에 발표되고 있다. 유아를 괴롭히는 각종 병들이 실내 내장재에 원인이 있다는 사실을 아는 분들이라면 내장재의 호화스러움에 유혹당하지 말아야 한다.

그뿐만이 아니다. 괴질의 원인과 이름 모를 병들의 원인이 모두 벽지나 장판, 그 밖의 내장재에 있다는 사실이다. 그럼 실내의 공기는 어떨까? 서울이 아무리 매연이 많아도 오히려 실내가 더 문제가 된다. 그래서 급기야 정부에서는 2004년 5월부터 실내 내장재에 등급을 주어서 *실내 공기질에 관한 법을 국회에서 통과시켰다.

기관지천식, 아토피성 피부염, 비염 등이 발생하는 원인은 벽지와 장판, 그 밖의 유독성 물질로 만든 실내 내장재가 원인이다. 공기 좋은 시골의 아파트에서 생활하는 어린이들도 마찬가지이다. 실내 생활은 같기 때문이다. 약간 다른 점은 외출시에 좀더 신선한 공기를 접할 수 있다는 것 외에는 다를 바 없다.

분명히 강조하지만 원인이 되는 것은 이미 학자들의 발표에 의해 알고 있는 사실이다. 이런 것도 모르고 병원에서 매일 약을 타다가 아이들에게 먹이니 아이들이 올바로 크겠는가?

 *[경향신문] 2003-05-05. 천식 어린이 4명 중 1명 '천식 때문에 학교 결석' 예방운동본부, 갤럽공동조사 ────────────

 천식을 앓는 어린이들은 4명 중 1명꼴로 천식 때문에 학교에 결석한 적이 있는 것으로 나타났다. 천식, 알레르기 예방운동본부(대표 이혜란)는 한국갤럽과 공동으로 지난 3~4월 소아천식아동(초등학교 1학년~중학교 3학년)의 부모 266명을 대상으로 **'국내 아동천식실태'를 조사한 결과 전체의 25%가 최근 3개월 동안 천식 때문에 학교를 결석한** 적이 있는 것으로 나타났다고 4일 밝혔다. 천식아동 중 천식으로 운동이나 신체활동에 제약을 받고 있다는 응답이 33%에 달했으며, 또래 모임 등 사회활동 참여에 지장이 있다는 응답도 20%나 되었다. 또 천식아동 부모의 23%가 아이의 천식 때문에 사회활동에 지장을 받고 있다고 응답했으며, 6%는 아이의 천식 때문에 본인이나 배우자가 직장을 결근한 경험이 있다고 답하는 등 아이의 천식이 부모의 사회생활에도 부정적인 영향을 미치는 것으로 조사되었다. 천식의 치료법에 대해서는 '증상이 나타날 때만 천식 완화제를 복용한다'(56%)는 응답이 '정기적으로 천식 치료제를 복용한다'(40%)는 응답보다 많았다.

 이혜란 한림의대 교수는 "미국에서는 어린이 결석 사유로 천식이 감기와 유행성독감을 제치고 1위"라며, "국내에서도 부모와 교사, 주변 사람들의 관심이 필요하다"고 말했다.

여기서 아이들만 표현해서 미안하지만 인간에게 모두 적용된다는 사실을 기억하시기 바란다. 장애아를 가족으로 맞이하는 심정은 평생 이름 모를 고통으로 속이 까맣게 타버리는 아픔을 겪는다. 먹는 음식이나 물의 유전자 변형에 관해 설왕설래 말들이 많지만, 먹는 것이 우리에게 주는 영향은 10% 정도이고 호흡으로 얻는 병들은 80%나 된다는 사실이다.

1-3. 비닐 속에 살고 있는 우리들의 생활

고대 중국의 『금수결록(禽獸訣錄)』에 보면 이런 말이 나온다. "혈거자는 지우(穴居者知雨)하고 소거자는 지풍(巢居者知風)한다." 모든 동물들에게는 예지능력이 있는데, 구멍 속에서 사는 동물들은 비나 지진 등을 먼저 알 수 있고, 나뭇가지에 둥지를 틀고 사는 날짐승들은 바람이 올 것을 먼저 알고 있다는 것이다.

*[동아일보] 2003-05-05. 아파트-다중시설 공기질 관리법 내년 시행

내년 5월부터 아파트, 터미널, 도서관 등 많은 사람들이 이용하는 시설을 새로 짓거나 증축 또는 개축할 때에는 포름알데히드 등 오염물질을 다량 방출하는 건축자재를 쓸 수 없게 된다. 또 새로 짓는 아파트의 시공회사는 입주 전에 실내 공기질을 측정해 해당 지방자치

단체에 보고하고 입주자들이 잘 볼 수 있는 장소에 공고해야 한다. 환경부는 이런 내용을 담은 '다중이용시설 등의 실내 공기질 관리법'이 최근 국회를 통과함에 따라 내년 5月부터 시행된다고 4일 밝혔다. 기존의 '지하생활공간 공기질 관리법'을 개정하여 만든 이 법이 적용되는 공간은 기존 지하역사(驛舍)와 지하상가 외에 자동차 및 공항 터미널, 항만, 철도 대합실, 도서관, 박물관, 미술관, 병원 등과 공동주택이다. 환경부장관은 **시행령 및 시행규칙에서 각 시설의 소유자가 의무적으로 지켜야 할 공기질의 '유지기준'과 시설별 특성에 따른 '권고기준'을 정하게 된다. 특히 포름알데히드, 휘발성유기화합물(VOC) 등 오염물질을 많이 내뿜는 건축자재의 종류를 법시행령에서 구체적으로 고시하여 다중이용시설에 사용할 수 없도록 할 예정이다.** 합판, 단열재, 페인트 등에 포함되어 있는 포름알데히드는 새 건물에서 나는 자극적인 냄새의 원인으로 목과 코, 눈 등에 작용하여 알레르기, 피부발진, 두통 등 이른바 '빌딩증후군'을 일으키는 화학물질이다. 일본에서는 빌딩관리법을 만들어 실내공기 중 포름알데히드 농도의 기준치를 0.08ppm 이하로 규제하고 있다. 법에서 정한 공기질 유지기준을 위반하거나 오염물질을 방출하는 건축자재를 사용하면 최고 1,000만원, 신축 아파트 공기질 측정결과를 보고 또는 공고하지 않으면 최고 500만원의 과태료를 각각 물게 된다. 이 밖에 국회는 정부가 지원하는 환경기술 개발사업에 외국 연구기관이 참여할 수 있도록 한 '환경기술 개발 및 지원에 관한 법률'과 일정 규모 이상의 음식점에 음식물 쓰레기 감량 이행실태 보고를 의무화한 '폐기물관리법' 개정안을 통과시켰다.

제철에 풍성하게 얻는 과일이 맛있고 영양도 풍부하다. 그런데 요즘에는 아무 때나 철 지난 과일을 먹을 수 있다. 비닐 하우스 덕분이다. 시골에서 여러 가지의 원예나 과수, 그 밖의 특용 작물을 재배하는 농가에서는 어김없이 비닐 하우스를 사용한다. 비닐 하우스는 공기의 유통을 막는 역할을 하며, 태양의 빛과 열을 실내로 받아들이니 참 고마운 놈이기도 하다.

그런 비닐 하우스가 우리들의 집에 있다는 사실을 아는가? 그것도 훨씬 두껍고 아름다운 모양으로 아주 튼튼하게 있다는 사실이다. 우리의 주거 문화는 대부분 비닐 속에서 살아간다고 해도 과언이 아니다. 그것도 맑은 비닐이 아닌 총천연색의 비닐이다. 장판과 벽지 속에서 말이다.

어린아이들의 40% 이상이 알레르기 피부염이나 천식, 아토피성 질병 등에 시달리며 살아간다. 의사들도 일부는 이것은 낫지 않는 병이라고 단언한다. 20~30년 전에는 전혀 모르고 살았던 병들이다.

산에 가서 혹시 옻나무를 잘못 만지면 된통 부스럼에 고생을 했고, 기침을 심하게 하면 못 먹어서 결핵과 폐에 이상이 있었을 뿐이었다.

더구나 요즘 여인네들은 자궁근종이라는 물혹과 비만에 변비까지 고통을 당하고 있다. 들짐승도 날짐승도 아는 건강 상식들을 왜 그렇게 모르는가? 하긴 요사이 까치들도 자기들의 살 자리를 모르고 농부들의 엽총에 명을 달리하는 세상이다.

근자에 한강이 조금 깨끗해진 것을 보고 환경 관계자들이 박수를 치고 있는데 웃기는 이야기이다. 한강 상류에서부터 하수관로를 별도로 묻어 오물을 한강 하류로 배출하기 때문에 깨끗하게 보이는 것뿐이다. 하류를 중심으로 인천 앞바다까지는 고기가 잘 살지 못한다. 이러한 징후는 비가 와서 강이 더욱 더러워지는 것을 보면 쉽게 알 수 있다.

우리의 환경은 정말 문제 덩어리이다. 눈에 띄는 산림파괴나 난개발 쪽에만 환경 관계자들이 목청을 높이는데, 이것은 좀더 재고해야 할 문제라고 생각된다. 사용하고 버리는 물건들에 대한 규제가 철저히 지켜지지 않는다면, 우리는 결코 우리 후손들에게 남겨줄 것이 없는 부끄러운 조상이 될 뿐이다.

한 집의 벽지나 장판들이 10년에 한번씩 바뀐다 해도 폐기물의 분량은 너무 엄청나다. 이러한 환경문제는 정부 차원에서 근원적으로 해결하지 않으면 공해의 그늘에서 결코 벗어나지 못할 것이라고 주장한다.

의사만 사람을 살리는 것이 아니다. 사업가들도 사람을 살리며, 목회자들도 사람을 살린다. 따라서 환경을 지키는 사람들은 간접적이긴 하지만 자자손손을 살리는 것이다. 벽지 한 장에 무슨 환경 이야기냐고 반문할지 모르지만, 폐기물조차 거름이 된다는 사실을 아는 우리들은 가슴이 떨릴 정도로 지금의 주택 문화에 흥분하고 있다.

실크 벽지는 유기화학 제품으로 비닐류에 속한다. 발포를 하여 각종 유기용제인 칼라를 섞고 열을 가해서 요철로 엠보싱을 만들어 입체감을 주기도 한다. 뿐만 아니라 장판도 같은 원리로 만들어져서 비닐에서 벗어나지 못한다.

그런데 비닐 하우스는 투명하여 깨끗한 이미지를 주지만, 벽지와 장판은 붙이면서 또 한번 유기용제인 일명 본드(풀)를 사용한다. 빨리 마르라고 휘발성 제품을 섞기 때문에 휘발성 유기용제라고 한다. 그 냄새가 진동하는 대표적인 곳이 독자 여러분들이 한번쯤 다녀온 샘플 하우스나 신장개업을 한 음식점 등이다.

이렇게 실내의 벽지나 장판이 비닐이다 보니까 습한 기운이 침투하게 되면 곰팡이가 발생하게 된다. 공기의 유통이 잘 안 되기 때문에 세균이 번식하는 것이다. 곰팡이 역시 비닐 하우스의 집안에서 먼지와 함께 호흡기에 침입하게 되는데, 창문을 꼭꼭 닫아버리는 현상황에서는 겨울과 여름에 대단히 심한 독성이 발생하여 그야말로 독이 찬 비닐 안에서 살고 있는 셈이다.

아무 사무실이나 가정을 방문했을 때 집안에서 특유의 냄새가 난다면 유독성 비닐 하우스 주택이라는 것을 잊어서는 안 된다.

🐮 잠깐 쉬어 가는 곳

콘크리트가 나무보다 튼튼할까?

혼히 우리가 생각하는 튼튼함을 논한다면 콘크리트가 더 강할 것이라고 생각하는데, 사실은 나무의 강도가 훨씬 튼튼하다는 것이다. 그리고 자연적으로 숨을 쉰다는 사실이다.

갑자기 왜 튼튼한 것에 관한 비교를 하느냐구요? 강도의 비교는 자연물의 튼튼함이 얼마나 자연스러우며 강한가에 대한 인식을 알아두십사 해서 하는 내용이다.

학술적인 용어로 인장강도를 보자면 콘크리트는 250~230kg/㎡이고 나무(육송)는 300~400 kg/㎡이다. 인천 공항의 활주로에 나무가 사용되었다면 아마 이상하게 생각할 것이다. 인도네시아산 나무로 인장강도는 500~540kg/㎡이니 콘크리트보다 튼튼하다는 것이 비교가 될 것이다. 더 중요한 것은 바닥이 펄이기 때문에 콘크리트로 시공했다면 침하(바닥이 가라앉거나 갈라지는 현상)가 일어날 것이다. 그러므로 숨을 쉬는 나무를 펄 위에 일차 시공한 후에 콘크리트를 입힌 것이다. 기술적으로 여러 가지 복잡한 사연이 있지만 이만하기로 하자.

우리나라 철도의 갱목 받침 또한 콘크리트로 모두 바뀌고 있는데, 나무가 훨씬 튼튼함에도 불구하고 바뀌는 이유는 나무를 썩지 않게 하려고 폐유에 함침(액체의 기능을 목적물에 혼합시키는 것)시키는 과정에서 폐유를 사용하다 보니까 철도 주변의 땅들이 모두 혼탁하게 오염이 되기 때문이다. 반면에 콘크리트는 강도는 강하지만 충격을 흡수하지 못하는 단점이 있다. 장기적으로는 철보다 단단한 나무를 사용한다면 철도의 기능도 좋아지리라 생각한다.

근래에는 아이언 우드(Iron Wood)라는 이뻬(IPE) 나무가 출시되어 전철 같은 데 사용되고 있다. 실제로 일본에서 사용 중인 모노레일은 100% 나무로 만들어 화제가 되고 있으며, 아직까지 고장률이 일반 철로 만든 것보다 훨씬 적다는 보고가 있다.

이렇게 나무를 사용하는 이유는 자연적인 상태로 만든 제품의 기능은 무엇보다 인간에게 밀접한 친환경을 제공한다는 점에서 유익한 점을 준다는 데 의의가 있는 것이다.

2. 휘발성 발암 물질이 신체에 주는 영향

2-1. 내장재와 작업시 사용하는 접착제가 발생하는 *VOCs
(VOCs 휘발성 유기화합물 ; 발암성 물질)

심각할 정도로 아이들이 병중에 있는 것은 어제 오늘의 일이 아니다. 그렇다고 병원에 가면 시원하게 낫는다는 보장이 없다. 결국 매일 약을 달고 살거나 지겨운 항생제를 투약하는 실정으로 겨우 순간의 모면을 하는 정도이다.

과거 나일론 시대에는 공기라도 좋았는데 지금의 현실은 공기조차 나쁘니, 부모들이 아이들을 위해 어떻게 해야 할지 속을 끓이다가 만다.

해결은 의외로 간단하다. 부모는 물론 아이들에게 100%의 면이나 울 종류의 옷을 입히고 방이나 벽지를 뜯어버리면 된다.

웬 봉창 두드리는 소리냐고 할는지 모르겠지만, 아이들이 병에 걸리는 원인은 내장재의 독성과 곰팡이가 떠도는 속에 찬바람을 피하려고 문을 꼭 닫아놓은 방에서 수돗물의 불순물이 분해되는 가습기까지 틀어놓았으니 병균 한가운데서 생활을 하는데 병이 안 걸린다면 그것도 기적이다.

그러면 병에 안 걸리고 잘 자라는 아이들은 괜찮은가? 천만의 말씀! 당장 겉으로 나타나지 않을 뿐 속이 썩어가고 있는 것이니 주의 깊게 살펴볼 필요가 있다. 뿐만 아니라 에어컨을 사용하는 철이면 더욱 기승을 부리는 이유는 인공의 냉바람에는 유해한 산소가 많이 포함되어 있다는 사실을 알아둘 필요가 있다. 일반 내장재나 벽지 또는 장판에는 다음과 같은 물질이 함유되어 있어서 끊임없이 우리들의 건강을 해치고 있다.

① 벤젠 — 발암성, 호흡기 자극

② 키시린 — 마취성, 자극

③ 톨루엔 — 마취성, 빈혈

④ 스티렌 — 마취성, 중추신경의 이상과 발암성 물질의 가능성

⑤ 에틸벤젠 — 눈, 호흡기 계통에 강한 자극, 중추신경에 이상 유발

⑥ 디클로로메탄 — 적혈구 증가, 마취성, 중추 신경계에 이상 유발

⑦ 테트라클로로에틸렌 — 위장 신경조직에 이상

등의 더 많은 성분들이 발생하여 건강을 해치고 있다.

*VOCs(휘발성 유기화합물)

VOC라고도 한다. 대기 중에서 질소산화물과 공존하면 햇빛의 작용으로 광화학반응을 일으켜 오존 및 팬(PAN : 퍼옥시아세틸 나이트레이트) 등 광화학 산화성 물질을 생성시켜 광화학 스모그를 유발하는 물질을 통틀어 일컫는 말이다. 대기오염물질이며 **발암성을 가진 독성 화학물질**로서 광화학산화물의 전구물질이기도 하다. 또한 지구온난화와 성층권 오존층 파괴의 원인물질이며 악취를 일으키기도 한다. 국내의 대기환경보전법시행령 제39조 제1항에서는 석유화학제품 유기용제 또는 기타 물질로 정의하는데, 환경부고시 제1998-77호에 따라 벤젠아세틸렌휘발유 등 31개 물질 및 제품이 규제대상이다. 환경과 인체에 큰 영향을 끼치므로 대부분의 국가들이 배출을 줄이기 위하여 정책적으로 노력하고 있다.

[참고] *아토피성 피부염은 '문명 질병(Civilization disease)'이라고 할 정도로 사회경제학적 요소가 중요하게 생각되는데 농촌에서보다 도시에서, 산업화가 더 발달된 국가에서 유병률이 더 높다. 격리된 건물에서 실내에 더 오래 머물수록 유병률이 높아진다.

- 숙명여자대학교 약학대학 오정미

*아토피성 피부염을 일으킬 수 있는 원인은 집안에서는 진드기, 집먼지, 진균이나 집을 지을 때 사용한 재료나 페인트에서 포르말린, 메틸벤젠 등이 공기 중에 노출된 화학물질이 혈관과 피부를 자극하여 피부에 붉은 반점과 부종, 가려움증을 일으키고 아토피성 피부염을 유발, 악화시킨다. 또한 아토피성 피부염의 합병증까지 나타난다.

- 서재현 박사

인간은 누구나 건강하고 장수하기를 원한다. 특히 어린 아이들은 태어나면서부터 유아기 시절에 많은 정성을 들여야 건강하고 윤택한 삶을 살아갈 수가 있다.

부모의 건강 상태가 좋은 환경일수록 아이들은 튼튼하게 자라며 좋은 건강을 유지할 수 있다. 요즘 태어남과 동시에 장애를 가지고 있는 어린이들이 증가 추세에 있는데 환경호르몬의 문제가 국제사회에 대두되고 있는 실정이다.

이러한 세 가지 중에 인위적으로 바꿔지는 것을 들 수 있다면 수면을 취해야 되는 곳의 실내 장식이다. 실내는 인간이 가장 많이 머물러 있어야 하는 공간인데, 건축물의 유해 농도에 따라 건강의 유지 유무가 정해진다. 농경사회를 거친 우리 조상들은 과학이라는 양옥화가 진행되기 전에 대부분 황토집의 초가지붕 아래에서 나무를 때며 삶을 유지했지만 희귀한 병들을 모르고 살았다. (병의 유무를 찾아보지 못한 경우도 있을 것으로 사료됨.)

특히 근간에 근대화를 뛰어넘어 정보화 사회로 치닫는 과정에서 우리들의 환경은 임신을 못하는 불임증세와 특별히 많아지는 정신지체부자유 환자들과 밀접한 관계가 있다. 뿐만 아니라 이름 모를 병들이 생겨 희귀병으로 종종 우리들의 마음을 울리곤 한다.

이런 희귀병들은 인간이 살아가는 데 적합하지 못한 환경에서 오랜 시간 머무르다 보면 인체 내의 내분비기관에서 면역력의 약화로 인해 기본적인 건강이 무너지는 것에서 비롯되는 것이다.

희귀병이나 정상적이지 못한 병, 암을 유발하는 인자는 먹는 음식이나 공기의 호흡, 피부로 접촉하는 경우로 볼 수 있는데, 주거를 가장 많이 사용하는 주택과 사무실에서 일어난다는 사실이다.

어린아이들이 천식, 기관지염, 아토피성 피부염 등의 기초 질병으로 심한 몸살들을 앓고 있는 것은 특별한 경우를 제외하고 실내 장식에서 문제가 발생하는데, 그 실내 장식의 주범이 벽지와 장판이다. 벽지와 장판을 만드는 과정에서 대부분 원재료에다 유독성이 강한 화학제품을 원료로 하기 때문인데, 실내 온도를 적당히 높여 생활하는 중 공간에 내포되어 있던 독성이 서서히 방출되는 것이다.

2-2. 샘플(모델) 하우스 절대로 가지마라

아파트 열풍이 대단하다. 갑자기 무슨 이야기냐! 할는지 모르겠지만, 샘플 하우스는 급하게 만드는 과정에서 시공상 짧은 기간을 빌어 제작하기 때문에 접착 부분에 강한 접착력을 가진 유독성 물질을 아주 듬뿍 사용한다. 방문했을 때 눈이 따가운 증세는 유독성 가스를 느끼는 것이며, 장시간 머무는 직원들은 건강에 많은 해를 끼친다는 것이다.

그런 장소에 면역력이 떨어지는 아이들을 데리고 간다
면 어린아이들은 말할 나위조차 없이 건강을 해치는 결과
가 될 것이다.

발암 물질의 내용을 조금 아는 분들이라면 아파트를 구
입하고 5년 후쯤 입주하는 것이 통설화되어 있다. 그것은
VOCs 외에 시멘트가 건조되면서 배출하는 가스도 유해
하다는 점을 알기 때문이다.

그래서 방문시 짧은 시간을 소요하는 것이 가장 현명한
일이다. 특히 어린아이들을 절대로 동행하지 말도록 당부
드리고 싶다. 물론 안 들어가는 것이 최상책이다. 건설사
의 입장에서 본다면 필자를 기분 좋게 봐주지 않을 것 같
다.

인체의 물질 섭취량

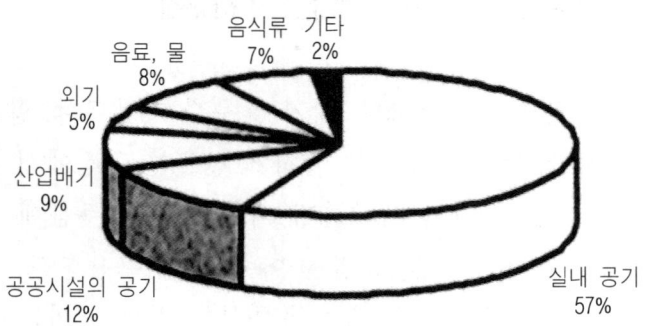

음식류 7%
기타 2%
음료, 물 8%
외기 5%
산업배기 9%
공공시설의 공기 12%
실내 공기 57%

일본 와세다 대학 건축학부 다나베 교수 연구자료
(경원대학교 윤동원 교수 인용자료)

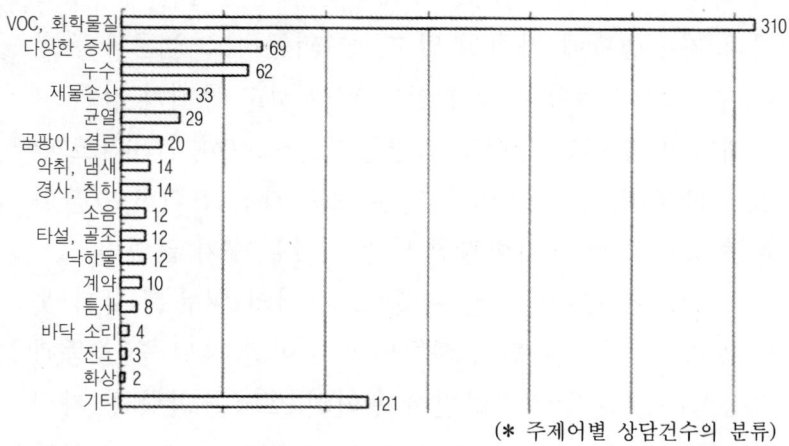

건강 피해 사례

(＊ 주제어별 상담건수의 분류)

일본 Better Living PL센터 연구자료. 전체 상담건 중 310건이
VOC 관련(35%), VOC 관련 건수 중 54%가 인체의 피해호소

■ 사례 ■

1. 아침에 일어나면 목이 텁텁하고 머리가 맑지 않다

필자는 건강에 관한 상식을 전문 의학서가 아닌 여러 경
로를 통해 몸소 체험하며 스스로 건강을 찾은 바가 있다.
처음에는 의원급의 병원에서 내시경을 필두로 혈액검사
를 통해 건강검진을 꾸준히 받아왔다. 그러나 그때마다
특별한 이상이 없는 결과가 나와서 스스로 이건 아니다

라는 생각에 고심을 했고, 건강 센터를 운영하는 기간까지 나름대로 노력해 보았다. 왜냐하면 정상적인 사회생활이나 가정생활에 자신이 없고, 늘 피곤하고 얼굴과 손발이 부으며, 소변발이 축 늘어져 힘이 없고 똥배가 잔뜩 나온데다 변비 걸린 상태로 화장실의 공포감까지 가지고 있었기 때문에, 무슨 약이든 입에 대면 잠시 컨디션이 좋아지는 상태일 뿐 생기발랄한 느낌을 찾을 수가 없었다.

자연히 예민해지고 작은 것으로부터의 여유를 갖지 못하고 잠 못 이루는 밤이 하루하루 늘어만 가던 중 쑥뜸과 단식이라는 책을 집필하면서 우연히 스님을 만났다. 자신을 가지고 있었으나 불에 덴 느낌을 매일 남에게 전한다는 것은 여간 고통이 아닐 수 없다는 점을 느끼고 (죽을 병이 낫는다 해도 쑥뜸을 뜨지 않고 돌아가시는 분을 경험한 사례가 있음) 또 다른 원인을 찾던 중 실내 환경이 몸에 미치는 영향을 찾다가 이렇게 미쳐버리고 말았다.

아침에 일어나서 상쾌한 느낌을 못 갖는 분이라면 강원도 산골에 가서 매일 수면을 취하면 되는데, 조건은 창문을 열어놓고 자든가 아니면 황토집이나 나무로 만든 집에서 (여기서 말하는 집의 내부는 반드시 천연재료로 만든 집을 말함) 자면 된다. 그렇지 않을 경우 반복하여 말하고 또 외치지만, 당신의 주택 내부의 벽지와 장판을 모조리 철거하고 신문지를 깔고 잔다면 상쾌한 아침을 맞이할 수 있을 것이다. 이때는 창문을 꼭꼭 닫아놓아도 상관없다.

아깝겠지만 새 집일수록 절대로 벽지, 장판을 아낌없이 모두 뜯어버려라.

참, 죄송한데! 천연벽지나 가마니 또는 천연재료의 장판을 깔아놓았다면, 그건 뜯으면 싸움나니까 상표 확인을 반드시 하기 바란다. 다 뜯고 만일 지저분한 것이 마음에 걸리면 건강 게르마늄 바이오 벽지와 장판을 가지고 치장하면 된다. 하하하.

어떤 벽지나 장판일지라도 태워보면 천연물질의 생산품 여부를 즉시 알 수 있다. 천연은 태우면 촛불같이 맑은 불꽃을 내며 연기도 하얗게 나서 매운 느낌뿐이지 위험하다는 생각은 들지 않는다. 그런데 일반 제품은 타는 소리조차 빠지직 하는 굉음과 함께 새까맣게 타는 연기와 연소 후의 재가 녹아 흘러버린다. 참으로 안된 일이지만 대구 지하철 사고시 이런 물질이 아니고 자연물질이나 방염처리가 확실히 된 제품이라면 절대 무수한 아까운 생명들이 불귀의 객이 되지는 않았을 것이다. 뿐만 아니라 유사한 화재 사건으로 화상을 입은 환자들의 경우 10년이 지난 지금도 기침을 하게 되면 검은 매연 같은 물질이 호흡기를 통해 나온다는 무서운 사실이다.

화학물질이 타면 발암물질의 기초인 다이옥신이 발생하면서 200여종의 유해 가스가 생성된다. 실내 온도는 서서히, 아주 서서히 독을 내뿜는 온도에 설정되어 있기 때문에 우리들은 기존의 실내 공간 자체(독) 속에서 살고 있는 것이다. 그런데 밤새 잘 자고 아침에 맑게 깨어난다면 정말 아니러니 아니겠는가?

필자는 요즘 아침이 행복하다. 운동까지 조금 더 더해진 다면 특별히 건강에 관심을 기울이지지 않아도 될 정도의 기분으로 살고 있다.

2. 맞아죽을 소리 한마디

이런 말을 한다는 자체가 쪽팔릴 뿐인데, 하느님과 부처 님 그리고 조상님에게까지 양심을 걸고 막말을 한번 해보 겠다.

탈선한 아이들이 본드를 흡입한다고 사회가 떠들썩한 일이 있었다. 한마디로 표현하자면 세상의 험난한 생활에 자신들의 내면적인 가치관이 혼들려 도피처를 찾지 못하 는 연약한 아이들이 쉽게 빠질 수 있는 표현일 뿐이라고 생각한다. 우리는 그들이 행동하는 것에 관심을 가졌지 만, 정작 그들이 맞는 냄새는 집중적일 뿐 우리들의 생활 과 다를 바가 없다고 판단한다.

그렇게 판단하는 이유는,

첫째, 벽지와 장판을 시공하는 기사들은 당신의 건강과는 무관하게 미적인 부분을 생각하며 일에 임한다.

관습이고 기술일 뿐이지 절대로 악의가 있는 행위는 아 니라는 점인데, 너무 무서운 일들이 일어나고 있다. 순수한 밀가루풀은 접착력이 떨어지기 때문에 화학접착제를 섞어서 사용한다. 그 화학접착제는 휘발성이므로 새 집에서 헌 집이 될 때까지 마르고 닳도록 유독성 가스를 내뿜는다.

둘째, 기존의 유명 메이커의 제품은 특수한 재질을 빼고 모두 화학적인 성분이 함유되어 역시 유독성 물질을 방사하는 것이다.

우리나라에 화학물질 테스트를 하는 공공기관이 몇 개소 있는데, 그곳에서 영세한 우리 회사[(주)천기체]와 에덴바이오 벽지회사의 두 군데를 제외하곤 VOC가 검출되었다는 것이다. 이러한 사실은 공공기관의 검증자료를 조사하던 삼성 엔지니어링의 연락으로 이미 테스트를 거쳐 우수하다는 판정을 받고 기업의 공유를 생각하고 있는 중이다. 참고로 삼성 엔지니어링의 연구소는 공공기관의 기술력보다 훨씬 뛰어난데, 그들도 천연재료의 내장재가 소규모 회사에서 만들어진 점에 대해서 대단한 관심을 가지고 3년 동안의 기간을 두고 게르마늄 벽지의 사전 타당성 사업구상 비밀협약서를 필자와 맺은 바 있다.

셋째, 화학물질이 들어간 제품은 성형이 잘되어 모양이 좋다.

화학물질의 변화를 주는 인자는 여러 가지 매체가 있는데, 그중에 중요한 한 가지가 열이다. 적당한 성형기구에 열을 가하여 주면 상품이 그 모양대로 성형이 되는 것이다. 너무 쉽고 간단하다. 칼라도 그렇고 인쇄 매체도 그렇다. 그렇기 때문에 필자의 물건에는 절대로 글씨나 마크를 넣지 않는다는 것을 이즈음에서 알려주고 싶다. 잉크도 화학제품이요 원료 또한 화학제품이다.

외국의 유명 브랜드 제품에서 어린이용 과자의 포장지가 투명한 것을 이제 조금 알 것 같다.

넷째, 화학제품의 디자인은 금방 식상한다.

우리가 일상생활을 하면서 수많은 사회적 사고들을 보고 느끼며 살아가는데, 자연의 섭리를 거역하면 언젠가는 사고화되어 뉴스거리가 된다. 일부 정치가들이 그렇고, 타락한 사람들이 과거의 행적으로 인해 망신을 당하는 것 자체가 부자연스러운 것의 결과이다.

시각적으로 보거나 느끼는 것도 자연색은 절대 식상하지 않는다는 사실이다. 따라서 천연이 아니면 절대로 사용하지 않는 폐사의 벽지와 장판이 몇 종 안 되는 이유는 자연색의 칼라를 벗어나지 않기 위함이다. 공장을 찾아오는 사람들 앞에서 접착제인 풀을 먹을 수 있다면 얼마나 더 천연일까! 자못 기존의 내장재 사업가들에게 좀더 시간을 가지고 휴머니티를 생각하라고 권하고 싶다.

다섯째, 수맥이 차단되는 건강 게르마늄 바이오 장판

폐사의 제품에는 오로지 천연이라는 단어의 재료 외에는 다른 화학물질을 사용하지 않는다. 종이, 풀, 그리고 게르마늄 등을 재료에 넣은 은장판은 수맥이 철저히 차단된다.

　수맥 파장은 직진파이기 때문에 어떠한 물건이라도 파괴되고 만다. 또 전기적 성질을 가지고 있는 파장이기에 그렇다. 콘크리트의 옹벽이나 미세한 전자 제품의 소자들이 갈라지거나 고장나는 원인은 수맥파의 무서운 파괴력 때문이다. 수맥 위에서 생활을 하면 잠 못 이루는 현상을 비롯해서 개꿈 같은 몽상에 시달리며 스트레스의 원인이 되기도 한다. 따라서 수맥을 차단할 수만 있다면 어떻게 하든 방지해야 하는 시공방법을 취하는 것이 좋다.

　대부분 동판을 깔고 수맥을 방지하거나 수맥이 차단되는 침구류를 사용하는 방법도 있는데, 앞에서 서술한 바와 같이 전자파의 일종이라는 판단을 한다면 도전체인 소자, 즉 전기가 잘 통하는 소재를 사용하면 수맥을 차단, 전기적인 용어로 접지되어 소멸되고 만다.

　폐사의 은장판은 은이 적당량 함유되어 있다. 이 은장판은 본인이 운영하는 연구소에서 철저한 검사를 통해 수맥을 차단하는 기능을 한다. 더러는, 아니 대부분 그렇다는 사실을 알고도 행동하지 못하는 일부의 독자들에게 수맥이 있다고 인정을 안 할지라도 수맥이 부가적으로 차단된다는 사실을 알리고 싶다.

　여섯째, 원적외선이 가장 많이 방사되는 벽지와 장판 그리고 원적외선의 의미

　국내의 검증기관을 통해 밝혀진 사실은 폐사 제품의 벽

지나 장판에서 원적외선이 가장 많이 나오고 있다는 검증을 받았다는 것이다. 그러면 원적외선이 우리 몸에 미치는 영향은 무엇인가? 가열성 및 열이 빛으로 투과될 때 일반 열과 빛은 피부를 뚫지 못하고 표면을 가열시키는 상태에서 반사되거나 복사되는데, 원적외선은 일정한 두께의 피부를 통과한다. 그리고 내부의 온도를 증가시키는데 문제는 어떤 원적외선의 종류냐 하는 점이다.

오늘날 가장 많이 발생하는 병들 중에 간단한 것을 예로 표현하자면, 여성의 자궁병인 물혹이 너무 쉽게 발병하는데 이것은 원적외선이 부족하기 때문이다. 특히 어린 처녀들도 심각한 정도에 이르렀으며, 스스로 한탄하기를 자궁을 드러냈느니 여성이 아니라는 등의 근심어린 표정으로 자괴감을 떨치지 못하는 것은 의료적인 상식이 부족하기 때문이다. 문제는 의사들에게도 있다고 판단되는데, 영업적인 측면에서 수익도 중요하지만 진정한 의술이 뭔가를 홍보하는 자체가 부족하여 아쉽게 생각한다.

따라서 우리의 부모님들이 부뚜막에서 장작으로 밥을 지으며 쪼였던 불에는 건강에 이로운 원적외선이 발생하여, 당시의 어머니들은 자궁에 대한 걱정은 하지 않고 건강하게 지내 오셨다.

원적외선은 모든 물질이 연소하는 과정이나 특수 전구에서 발생한다. 원적외선이 발생하는 소재 중에 몸에 제일 좋다고 생각되는 것은 쑥이 타면서 나오는 원적외선이

며, 건강에도 가장 좋다. 특히 여자들에게는……. 아마 우
리들의 선조인 호랑이나 곰이 쑥과 마늘을 먹어서 그런
것이 아닌가 하고 한번 부담 없이 이야기하고 싶다. 뿐만
아니라 마늘의 효능도 잘 알려지고 있지 않은가! 마늘에
는 고순도의 게르마늄이 포함되어 있다는 사실을 이 기회
를 통해 알아두자.

(게르마늄 함유 식품 : 마늘, 인삼, 영지버섯, 구기자 등
의 강장제로 불리는 모든 것에는 게르마늄이 거의 포함되
어 있다.)

타사의 벽지에서도 원적외선이 발생하지만 벽지에서
나오는 게르마늄의 원적외선은 저절로 나오는 것이 아니
라 빛과 열을 통해 복사되어 반사함으로써 발생하게 된
다. 다른 휘발성 발암물질이 섞인 소재, 즉 유기화합물질
의 벽지에서 혼합된 빛과 냄새가 난다면 짬뽕으로 약 주
고 병 주는 역할을 하게 된다.

따라서 순수한 원적외선을 느끼려 한다면 반드시 소재
가 천연이어야 한다는 것이다.

【참고】 우리 인체에는 미소 전류(0.06mmA)가 흐르고 있는데, 인체
의 각 기관은 극전기의 초미립자로 구성된 응집체라고 할 수 있다.
따라서 각 해당 장기별로 정해진 전위가 있다. 그 전위가 뒤틀리면
질병이 된다. 이런 곳에 반도체로서 침투하게 되면 방전을 시키고 질
병이 사라지는 것이다.

2-3. 호흡은 모든 장부에 영향을 준다

국가가 발전된 인프라를 보여주는 사례로서 가장 먼저 도로의 사정을 보게 되는데(21세기에는 통신망이라고도 함), 얼마나 잘 구성되어 있는가에 따라 국가의 발전 수치를 논하게 된다. 물류가 시원하게 유통되어야 합리적인 생활을 경제적이고 규모 있게 진행할 수가 있다.

인체의 인프라는 혈관이다. 혈관은 동맥과 정맥으로 구분하며, 각각의 기능은 피를 운반하는 일을 한다. 심장에서 박동하는 힘에 따라 완급이 조절되는데, 피에는 여러 가지 헤모글로빈을 동반하는 것 외에 산소라는 아주 중요한 원소를 운반하며, 몇 초만 제대로 공급이 안 되어도 몸을 지탱하기가 어려워진다.

그러므로 건강을 잃은 사람들은 대부분 산소가 제대로 공급되지 못해서 그렇다. 특히 머리에 두통, 편두통, 현기증 등의 머리병이 수반되는 경우에는 더욱 산소의 유통에 조심해야 한다. 그러면 산소가 눈에 보이지도 않는데 어떻게 유통시키는가에 대한 의문이 생길 것이다. 이런 사람들은 대부분 손과 발 또는 배가 냉한 사람들이다. 특히 배에 중점을 두고 싶다.

배에는 배꼽을 중심으로 오장육부의 기능이 다 들어 있는데, 피의 온도에 다다르는 장기를 유지해야만 건강할 수가 있는 것이다. 각종 잔병치레를 하는 사람의 경우는 소위 약골이며, 이런 분들은 대부분 배가 차고 몸에서 골조의 역할을 하는 뼈가 가늘다. 뼈가 가늘게 되면 피를 생성하는 뼈 속의 골수 또한 충분하지 못하기 때문에 혈기 왕성한 건강을 누리기가 쉽지 않다. 골수 조직에서 새로운 피를 만드는 힘이 구성되어야 각 기능의 원활함을 유지할 수 있는 것이다. 그래서 전쟁의 참혹함을 피해 이주해서 살아가는 나라들이나 지금까지 꿋꿋하게 잘 살고 있는 조선족과 고려인들을 보면 골격이 대부분 굵고 각진 것을 느낄 수 있다.

피가 유통되는 과정이 정밀하게 이루어지지 못하다 보면 장애가 생기고 그 장부에 병이 오는 것이다.

오장육부의 각 기능이 유기적으로 움직이는 과정에서 가장 중요한 기운은 바로 열이다. 요사이 많이 적용되는 원적외선은 물론이고, 욕탕의 더운물과 운동을 통한 땀흘리기가 우선이며, 더 자연스러운 것은 태양을 통에 얻는 자연광이다. 서구문명의 발달이 아무리 우수해도 습기를 벗어난 날에 태양광을 쪼이는 일광욕이 보편화되어 있는 것은 바로 이러한 이유에서이다.

이렇게 오장육부의 활동은 호흡을 하는 과정에서 얼마나 많은 신선한 공기가 흡입되느냐에 따라 신체에 영향을 주게 된다. 그러므로 대도시에서 공기의 질이 나쁘게 되었다 해도 실내의 공기는 스스로의 힘으로 바꾸어줄 수가 있다.

하지만 공기 청정기나 음이온 발생기 또는 필터가 달린 환풍장치를 해놓는다 해도 근본적인 내부의 환경을 바꾸지 않는다면 문제가 있다는 것을 지적하고 싶다.

2-4. 필자가 겪은 지금의 현실

괜한 기우인가? 이사간 새 집이 건강했던 몸을 서서히 좀먹는 기분이 들어서 말이다. 3개월쯤 지나면서 아침에는 어지러운 현상이 찾아들면서 잠자리가 부자연스러워졌다. 거주지는 방배동의 새 집인데도 말이다. 냉장고의 소음과 컴퓨터 그리고 형광등과 TV 등을 유심히 관찰해 보아도 이전에 사용하던 상태로 별문제가 없어 보였지만, 무엇인 문제인지 찾아보았다.

잠자리를 방과 거실 등으로 옮겨가며 자도 아침에는 개운하지 못한 증세가 이어지는 것이었다. 특히 위장이 안 좋아 아침에 일어나면 텁텁하고 혀 안에 백태가 하얗게 끼어 나오니 영 아침이 시원하지 못하다. 이른 아침부터 강원도의 약수가 생각나 무작정 하루를 달려 찬물을 실컷 마시고 쉬면서 지냈더니 이내 증세가 호전되고 소화도 잘 되어, 서울의 공기가 그렇구나!라고 뇌까리며 몇 개월을 더 지내다 보니 몸에서 점점 기운이 빠져나가고 있었다.

어느 날 밤 과일을 깎아 먹은 후 옆에 놓았던 과도로 무심코 벽을 한번 찢어보았다. 그런데 벽지와 시멘트벽 사이의 초배지가 노랗게 물들어 있었다. 노란 종이겠지 하며 긁어보았더니 초배지는 흰색인데 접착제를 풀로 사용한 것이 아니라 일명 돼지 본드로 붙인 것이 아닌가? 이런 망할 놈들……! 이내 소리를 지르며 몸이 부르르 떨리는 것이었다.

혼히 환각의 상태로 빠진 청소년들이 비닐 포장의 본드를 흡입한다고 하는데, 내 집에서 내가 그 꼴이 되었다고 생각하니 치가 떨리고 말았다.

필자 뿐만 아니라 여러분들도 우습게 생각하겠지만, 집 안에 이런 독이 무섭게 퍼지고 있다는 생각을 할 때 솔직히 환경에 대해 무지한 생각이 든 나로서는 창피한 느낌에 잠을 이룰 수가 없었다. 정부가 이런 것을 모를까? 건축가들이 이런 사실을 모를까? 직접 일을 하는 인부들은 모를까?

이 사회는 나이를 먹은 우리들 모두의 책임이라는 반성에 앞서 창피하고 또 창피했다. 누워서 침을 뱉은 것이라 생각하고 말았다. 한때 잘 나가던 공학도였다는 사실을 생각한다면, 내 몸의 안위를 위하여 음적으로 남에게 피해를 얼마나 주었겠는가? 물론 환경적인 것 외에도 도덕적이거나 비양심적인 것으로 말이다. 한때 잘 나가던 신앙생활로 천당과 지옥을 배웠지만 이런 점에서 비애를 느끼며, 한동안 무슨 환경운동가라도 된 것처럼 상념에 사로잡히고 말았다.

뭐라고요? 전원주택보다 더 좋은 장소가 아파트라구요! 하하하, 정말 웃긴다. 대한민국의 아파트에 휘발성 발암 물질인 VOC가 안 들어간 벽지나 장판지 등을 안 쓴 대기업 업체가 있다면 손에 장을 지지겠다. 분당, 일산, 구리 등의 서울보다 공기 좋은 아파트에 산다고 해도 지금부터 창문을 열고 주무시기 바란다. 하지만 특단의 대책은 있다. 벽지나 내장재를 교환하지 않는다면, 요즘 새로 나온 필터가 달린 환풍기를 부착하면 조금은 위안을 삼을 수 있을 것이다.

그것은 내부로 공기를 유입하는 과정에서 먼지나 부유물 등을 흡착시키고, 유입 공기의 온도를 순간 가열하여 찬 공기가 들어오지 못하게 하며, 나가는 실내 공기 또한 찬 공기만 밖으로 나가는 환풍기이다. 그런데 3개월 단위로 교체하는 필터를 보면 깜짝 놀라고 만다. 왜냐고요? 필터가 담배꽁초보다 더 지독하게 새까맣게 되어 진액이 떨어질 정도이기 때문이다.

도곡동 타워팰리스에 사는 한 벤처 사업가 사장님이 한 이야기이다. 뿐만 아니라 제가 근무하는 건강 센터에도 같은 기구를 부착해 놓았는데 정말 깜짝 놀라지 않을 수 없을 정도이다. 독자 여러분들에게 이 기회를 통해 맹세하건대, 저는 환경운동가들처럼 고상한 일들에는 앞장서지 못하고 몇 푼의 수입도 안 되지만 환경운동하는 분들에게 도움이 될 수 있도록 노력하려고 다짐한다.

이런 저런 사유로 개발된 벽지가 삼성 엔지니어링에서 공동연구를 하게 되었다. 물론 연구라고는 하지만 이미 만들어진 제품을 공공기관에서 검증받은 자료를 토대로 다시 실험실에서 테스트하는 것과 기업가들의 마인드로 사업성을 구상해 보는 단계이다. 이미 공인기관의 성적서는 국내에서 최고의 점수를 받아놓았기 때문에 별걱정은 하지 않고 있다. 단지 이런 잘못된 환경에서 이유 없이 고생하는 분들에게 도움이 되었으면 하는 마음뿐이다.

그 후 삼성 엔지니어링에서의 실험결과가 역시 우수하게 판명되어 간부들과 협의하여 합자회사 추진 이야기도 나오게 되었다. 이왕 만들 것이라면 계열사인 삼성물산에 소속된 삼성건설에 납품을 하고자 미팅 신청을 했는데, 건강팀의 중간 간부들조차 관심을 가져주지 않아 억지로 담당자와 미팅을 하게 되었다.

실질적인 담당자는 젊게 보였는데 명함도 건네지 않고 샘플 자체를 일본 것이라고 우기는 바람에 사색이 되어 돌아왔다. 내가 만든 제품이 순수한 국산이라고 이야기해도 잘 수긍을 하지 않으며, 일본 제품을 수입하여 사용 중이니 필요 없다는 막무가내의 말이었다. 그것도 아주 우수하고 가격 경쟁력도 뛰어나니 웃기지 말라는 이야기였다.

내심 계열사끼리도 이렇게 힘이 드는데 (동석한 엔지니어링 직원은 팀장이며, 원래 약속한 사람은 상무 직급의 고위급 간부였다.) 개인적으로 미팅을 신청하여 대기업을 뚫기란 매우 힘들다는 생각에 맥이 풀리고 말았다. 내가 본 삼성건설의 아파트 래미안과 타워펠리스는 내장재 문제로 하자가 생겨 온통 난리인데, 담당자가 당당히 나오는 이유가 뭘까 하는 의구심에 은근히 그 흔한 건설사의 비자금 문제에 생각이 미쳤다.

일류기업의 우수한 인재들이 모인 집단에도 이런 일들이 벌어지는 것에 대한 반발감에 며칠 동안 분노하게 만들어 또 다른 방향을 잡고 가야 한다는 생각에 급히 이 글은 쓰게 되었다.

요즘 필자가 아는 상식으로 삼성의 이건희 회장께서는 불우 이웃 돕기나 자선단체, 사회환원이라는 명제로 힘을 기울이고 있는 내용을 잘 알고 있다. 필자의 글이 완성된다면 환경에 관하여 사랑하는 마음과 올바른 국가관을 가지고 만든 제품이라고 소개하고 싶어 책 한 권을 보내 드릴 생각이다.

이런 때에는 소주잔을 앞에 놓고 가끔 읊조리는 시를 읽어 마음을 다스린다. 서산대사의 시 중 한편이다.

명사십리 해당화야
꽃진다고 설워마라
동년삼월 죽었다가
명년삼월 다시피면

너는 다시 살련마는
우리인생 한번가면
언제다시 돌아올까

흐이구, 돈 벌어야지 원!

3. 환   경

3-1. 환경에 관한 정책

필자는 정부의 견해를 잘 모른다. 단지 신문과 방송을
통하거나 주변 지인들을 만나 발표된 자료들을 가지고 느
낌에 관한 이야기를 해보고자 한다.

이제 막 실내 공기질 관리법이 공포되었다. 2004년 5월
부터 실행에 들어가는데, 내장재의 규격이 정해져서 소비
자들이 좀더 천연적인 자재를 쉽게 구분하고 사용하는 방
식에 등급이 정해지는 것이다. 이미 선진국에서는 모두
사용하는 방식이다. 그들은 우리보다 한 발 앞서 환경에
관한 전쟁을 치른 경험이 있기 때문에 좀더 세분화되어
국가가 철저히 관리하고 있다.

비염, 천식, 아토피 백혈병 등이 발생하는 원인과 환경
호르몬으로 인해 장애아가 잉태되면서부터 발생하는 것
에 대한 무서운 환경공해를 벗어나려면 실내외를 정갈한
천연으로 하지 않으면 안 된다는 방식을 잘 알고 있으며
계획대로 실행해야 하는 것이다. 그러나 개도국이나 후진

국에서는 *엥겔계수가 높아 눈에 보이지 않는 환경쯤에
는 그다지 신경을 쓰지 못한다는 것은 안목이 부족한 탓
이다. 필자가 다녀온 나라 중에 뉴질랜드와 호주 그리고
중국을 비교한다면 양극화 현상을 볼 수 있다.

뉴질랜드에서는 공해를 일으키는 산업은 절대 살아 남
을 수가 없다. 필요하다면 수입에 의존하는 정도이며, 환
경에 관한 한 지독하리만큼 규제가 심한 편이다. 호주의
경우도 비슷한데, 예를 들어 자연에 폐기물을 버리다가
적발되는 사업장이 발각되면 거의 생존하지 못할 정도의
제재를 가하여 감히 비 오는 날 몰래 폐기물을 흘려 보내
는 따위의 얌체 같은 짓은 하지 못한다. 그런데 반하여 우
리와 같은 수준에 막 도달한 중국에서는 공해와 상관없이
온갖 잡것들을 다 만들어내면서 우리나라의 전철을 그대
로 밟고 있는 중이다.

우리나라의 경우도 서울을 본다면 한강이 중심이 되는
수질개선에 무척 애를 써왔는데 가시적으로 나타나지 않
는 것을 느낀 후부터는 대기의 환경 쪽에 더 힘을 싣는 인
상을 농후하게 풍기고 있다. 국가가 중심이 되는 환경정
책을 그대로 발표한다면 온통 뉴스거리로 문제가 될 것이
자명하기 때문에 아직도 쉬쉬 하고 있는 것들이 많이 있
다. 그것은 연구자나 감시자들의 수준이 진정한 능력의
부재에서 온다고 필자는 생각한다. 그러다 보니 먹는 것
에서 유해물질이 발견되었다는 정도로 미미하게 재수없

는 경우에 언론의 파괴력 앞에 피해자가 되는 것이다. 얼
마 전 깡통에 담긴 번데기를 수입한 업자가 캔 내부에 포
르말린이 함유되어 유해한 식품으로 판명되어 검찰에서
수입업자를 범죄자로 뉴스화된 적이 있었는데, 하루 아침
에 그 업자는 영어의 몸이 됨과 동시에 망해 버렸다.

*엥겔의 법칙(Engel's law)

독일의 통계학자 C.L.E. 엥겔이 벨기에 노동자의 가계조사에 의하
여 발견한 법칙이다. 1857년에 당시 작센의 통계국장인 엥겔은 153세
대의 가계지출을 조사한 결과 지출총액 중 저소득 가계일수록 식료
품비가 차지하는 비율이 높고, 고소득 가계일수록 식료품비가 차지
하는 비율이 낮음을 발견했다. 이 통계적 법칙을 '엥겔의 법칙'이라
하며, 총 가계 지출액에서 식료품비가 점하는 비율을 엥겔계수(Engel'
s coefficient)라고 한다. 일반적으로 식료품은 필수품으로서 소득의 높
고 낮음에 관계없이 반드시 얼마만큼은 소비해야 하며, 동시에 어느
수준 이상은 소비할 필요가 없는 재화이다. 그러므로 저소득 가계라
도 반드시 일정한 금액의 식료품비 지출은 부담해야 하며, 소득이 증
가하더라도 식료품비는 그보다 크게 증가하지는 않는다. 이와 같은
까닭에 식료품비가 가계의 총지출액에서 차지하는 비율, 즉 엥겔계
수는 소득 수준이 높아짐에 따라 점차 감소한다. 즉 지출 가운데 식
비의 비중을 나타내는 것으로 못사는 나라, 못사는 가정일수록 이 수
치기 높게 나온다. 먹는 데 말고는 달리 돈 쓸 여력이 없기 때문이리
라?

그 후 항소 끝에 국가로부터 아주 작은 배상을 받고 개인의 명예는 뒤늦게 살아났지만 빚 더미에 올라 파산하고 말았다. 아이들 돌팔매질에 개구리의 생명이 위태로운 것처럼 현실에서 재수나 운이라는 말을 아끼겠는가?

각종의 병을 치료하는 방법으로 건강식품이나 약 등의 먹고 마시는 식품들이 우리 인체에 주는 영향이 10%밖에 되지 않는다고 한다. 반면에 대기의 오염으로 호흡을 하는 과정에서 병이 발생하는 비율은 놀랍게도 80%나 된다는 사실이다. 이렇게 아이러니한 세상에서 진실이 무엇인지 구분하기란 민초들은 알 수가 없다. 그것도 절대 없으니 까라면 까고 죽으라면 죽는 방식으로 사는 것이 편치 않은 경우에는 산사에 숨어 화전민 생활을 하는 것이 즐거울 것 같다.

아이의 탯줄에서 환경 호르몬이 검출되고, 정액이나 난자 1cc에서 활발히 움직여야 할 *정자가 1억도 안 되는 수치로 줄고 있으며, 미래의 환경학자들이 불과 얼마 후면 (20년 후) 아이들의 생산이 전혀 안 된다고 공언하고 있는 와중에도 지금의 어린아이들은 모두 건강하단 말인가?

---

*정　자

1회 사정액의 양은 보통 2.05~3.5ml(많은 경우 6ml 정도)이다, 정자의 수는 7,000~1억2,000만/ml이므로 약 3억의 정자가 1회에 사정되는 셈이다.

이제 우리가 좀더 밝은 미래를 본다면 소신껏 살다가 가신 분들의 지혜를 느끼며 살아가야 한다는 것이다. 가나안 농군학교 교장을 역임하신 고 김용기 장로께서 인구가 많아야 선진국이 되고, 땅이 좁은 곳은 비탈길을 개간하여 곡물을 많이 생산할 수 있도록 지도하셨는데 뜻을 이루지 못하셨다. 자연의 섭리를 활용하지 못하는 지금의 난개발이 주는 우리들의 환경정책은 주제가 무엇인지 분명히 알았으면 하는 마음이다.

3-2. 자연을 보고 자란 어린이들이 건강하다

부모와 자식간의 갈등이 사실은 어제 오늘의 일이 아니다. 아무리 내 몸에서 난 자식이라도 내 마음대로 하지 못하는 것이 천륜인가보다. 근자에 들어 자식들이 부모들을 해하는 사건이 과거에 못 보던 형태로 빈번하게 일어나며 사회를 시끄럽게 하고 있다. 주로 부모들의 어려운 사정을 망각한 채 이 사회의 단면을 보여주는 듯하다.

시골에서 땀 흘려 농사지은 돈으로 공부시키려고 보낸 아이들이 부모의 고생을 조금은 생각했던 10여년 전만 해도 그렇지 않았다. 그런데 요즘 아이들이 성장한 배경을 보자. 배가 고파 먹을 것을 걱정하던 시대의 이야기를 들으면 슈퍼마켓에 가면 많은데 무슨 걱정이냐고 손쉬운 발상과 손쉬운 과학적 사고에 찌들어, 부모들과의 연민의

정을 모르고 당연히 위아래집 친구들이 그러니 나도 그래
야 한다는 무개성 시대의 행위가 단체화되어 남보다 못해
주는 부모를 이해하지 못하는 것이다.

교과 내용이 대부분 정형화된 터에 사고력이 뒤떨어지
다 보니 그어놓은 금(선) 밖의 상상력 있는 행위가 나오지
못하는 것이다. 더러는 개성이 있는 구상을 하는 아이들,
즉 교과를 버리고 빵을 만드는 기술이라든가 양장 또는
미용 등을 독특하게 배우려 한다면 비정상의 아이들로 몰
아버리는 습관이 관행화된 사회가 이미 찌들어버린 우리
들의 교육적 현주소가 되어버리고 말았다. 부모님을 공경
하지 않는데 선생님을 공경할 것이며, 형제간의 우애를
모르는데 친구간의 사랑이 피어나랴.

이런 일들이 모두 콘크리트 속에서 삭막한 삶을 영위하
는 까닭이라고 생각한다. 푸른 들판을 10리 이상 걸어다
니며 자연의 모습을 보고 느끼고 고생을 하며 살아온 부
모들은 질투는 하더라도 자식의 도리를 표현이라도 하며
살았고, 친인척을 두루두루 살피며 살아가고 있다.

나무의 낙엽조차 때가 되면 떨어지고 거름이 된다는 가
장 원초적인 자연을 생각하면서 지금의 아이들에게 미래
가 밝지 못하다고 비관만 할 것이 아니라 자연의 기본적
이고 숭고한 진리를 보고 듣고 만질 수 있게 어린아이들
을 우리가 늘 일깨워 주어야 할 것이다. 돈의 가치로 풀 한
포기와 새 한 마리의 생명을 논할 수 없듯이 물질적인 사

고에 아이들의 동심의 세계는 부모들이 바라는 것과는 너무 판이한 세계로 커가고 있지는 않을까 생각해 본다.

자연의 위대함은 역사 이래 아름다운 도시가 성형되어 아름답다는 이야기를 들은 적이 없으며, 자연의 섭리를 역행하며 진행된 인간의 사회는 밀쩡하게 존재하지 않는다는 사실이다. 자연분만으로 태어나서 모유를 먹고 흙을 밟으며 강산의 변화를 느끼면서 살아갈 수 있게 해준다면, 자연적인 동심의 세계가 스스로 몸에 배어 인간 세상을 보는 시야가 밝아지고 상상력이 살아나 노벨상의 본거지가 될 수 있지 않을까 상상해 본다.

3-3. 자연을 그르치는 수목원

그곳에 가면 충분한 산림욕을 할 수가 있는데 문제는 오래된 나무를 처치하는 방식을 한번 지적하고 싶다. 소위 고송이 벌어지거나 보기 흉한 곳에 페인트로 칼라를 입혀주는 작업을 해놓았는데 올바른 작업 상태인지 모르겠다.

모든 자연은 유기적이며 자체로 숨을 쉰다. 나무도 벌레에 먹히거나 썩어가는 곳이 생기기 마련이므로 되도록 천연의 상태를 보존하려 한다면 화재 예방이나 해충을 방지하는 정도로 손을 써두는 방식이 현명하다고 본다. 뿐만 아니라 중간에 도로가 있을 경우 차에 의한 배기 가스를 원인적으로 방어하는 것이 중요하다고 할 수 있겠다.

가을이 되면 낙엽을 떨어뜨리는 나무는 스스로 보호 본
능적인 기능을 가지고 있다. 동면을 하자면 잎에서 운동
하는 영양소를 뿌리에서 흡입해 주어야 하는 것에 대한
예측적인 판단에 따른 것이니, 자연의 섭리라는 것이 얼
마나 오묘하고 신비한 것인가를 새삼 느끼게 한다.

3-4. 실내 공기 오염

대기의 공기 중에는 옛날같이 순수한 자연 공기가 사라
지고 산업사회의 발달로 인해 건축물, 자동차, 공장, 그 밖
의 산업자원의 양산으로 오염물질이 기하급수적으로 늘
어남에 따라 인류의 행복지수인 건강의 발목을 잡아가고
있다. 우리가 기거하는 실내에는 눈에 보이지 않는 실내
오염원 중 VOCs(휘발성 유기화합물 또는 휘발성 발암물
질), 포름알데히드, 병원성세균, 중금속 라돈, 석면, 미세
먼지, CO, CO_2, NO_3, SO_2 등이 있는데, 외부로부터 유입
되는 것도 있지만 실내 내장재에서 복사열이나 가열 또는
자연적인 발산으로 인해 유통되지 못하는 공기 중에 있는
것이다.

일반적인 생각으로는 대중이 모이는 장소에 오염원이
많은 것으로 사료된다. 공공시설에는 부족하나마 산업시
설이 의무적으로 강제적인 배기시설이나 자재의 규격화
로 인해 우리가 기거하는 실내보다 훨씬 덜한 부분이 있

다. 따라서 협소한 공간이나 밀폐된 가정의 실내가 실외보다 유해한 부유물의 농도가 훨씬 더 높은 것으로 보고되고 있다.

실내 내장재에서 나오는 오염물질은 인체에 대단한 유해를 끼치는데 가장 무서운 것이 암이라는 사실이며, 그외에 순환기 계통과 호흡기에도 영향을 주고 있다. 이러한 영향을 주는 것으로 벽지나 장판을 가장 많이 지목하고 있는 점은 휘발성 발암물질인 VOC가 독성이 아주 강하기 때문이다. 특히 면역력이 떨어지는 어린아이들에게 성장의 장애는 물론 피부병이나 알레르기 호흡기 질환 또는 순환기 신경계 등에 영향을 끼치며 발암성과 유전자를 파괴하는 독성을 내포하고 있기 때문에 실내 내장재를 특별히 관리해야 할 필요를 절실히 느끼고 있다.

국제보건기구에서는 실내 공기질의 오염이 환경문제 중 시급한 문제로 지적하고 있다. 미국이나 유럽 등지에서는 페인트와 카펫 등이 많이 적용되며, 일본과 한국 그리고 중국 같은 아시아에서는 벽지나 장판, 합성제제인 마루 등이 많이 적용된다. 최근에는 우리나라에서도 환경문제로 실내나 공공시설 내부의 오염도에 관한 관심이 높아지고 있는 중이다.

근자에 우리에게는 너무 엄청난 대구 지하철 방화 사건으로 아까운 인명을 빼앗아갔다. 분명히 인재라고 판단하면서도 기초적인 안전관리도 문제지만 근본적인 인위적·도덕적 불감증에 휩싸여 살아가는 이 시대의 성인 모두가 책임져야 하는 통탄할 사건이라 하겠다.

화재시 자체적으로 그냥 발생하는 공간의 공기도 문제가 되는데, 하물며 내장재가 천연이 아니고 불연재도 아니고 유독성 가스를 내뿜는 화학 소재에 불이 붙어 유독성 가스를 내뿜어 버렸으니, 불에 데지도 않고 호흡기 장애로 쓰러진 후 열기에 의해 타버린 유해를 생각한다면 정말 통탄할 노릇이 아닌가?

가정이나 직장의 실내에서 기거하는 시간은 하루 중 70~80% 이상 되는데, 공기의 오염으로 병을 피할 수 없는 지경에 이르고 있다.

10여년 전부터 빌딩에서 근무하는 사람들에게 만성피로로 인한 빌딩증후군이나 전자파 장애의 건강에 관한 기사가 넘쳐나고 있다. 이러한 내용을 해소하기 위하여 일본에서는 *시크 하우스를 이용하여 환자들이 편안하게 지낼 수 있는 생활에 접근하는 방식을 연구하고 있다.

3-5. 공해의 서울

필자가 고등학생 시절 사우디(중동) 바람이 불었다. 아주 뜨겁게 말이다. 기술을 밑천으로 건설 현장에서 수많은 사람들이 외화를 벌어들였다. 당시 박대통령의 국가 운영 방침으로 외화벌이에 대단한 지지대가 되었던 것이다(월남 파병도 있지만). 세상을 모르던 시절 골목길에서 친구들과의 대화가 대충 이랬다. "사우디에는 기름값이 물 가격보다 훨씬 싸다고 하더라."-"참 웃기는 나라야."- "한국엔 널린 게 물인데……." 20여년이 지난 지금 우리가 수도꼭지에 입을 대고 물을 먹는다면 누구든지 이상하게 생각할 것이다. 초등학교 시절에는 운동장에서 뛰어 놀다 물로 배를 채운 우린데.

*시크 하우스(Sick house)

집안의 건축자재나 가구, 생활용품에서 나오는 유해 화학물질 농도가 건강을 해칠 정도로 높은 집을 말한다. 이른바 병을 만드는 집이다. 하루의 대부분을 집안에서 보내는 주부나 아이들에게 이런 집은 만성질환을 만드는 환경오염 지대일 수 있다. 겨울이 되면 이유 없이 여러 질환에 시달리는 사람들이 늘어나고 있는데, 이들 **상당수의 공통점은 신축 주택에 입주했거나 새 가구를 들여놓았거나 벽지, 장판 등을 새로 바꾸었다는 점**이다. 일컬어 '시크 하우스 증후군' 또는 '화학물질 과민증' 환자들이다. 최근 녹색서울시민위원회가 주택 10곳과 사무실 4곳의 실내 오염을 측정한 결과 톨루엔. 에틸렌 등 화학물질 농도가 실외보다 최고 네 배 높게 나온 것으로 나타났다. 특히 집 내부를 덮는 벽지도 문제의 소지가 많다. **톨루엔, 벤젠으로 인쇄하는 새색종이 벽지는 휘발성 유기화합물**이 나올 가능성이 크고, **실크 벽지는 종이 위에 폴리염화비닐을 입힌 뒤 인쇄하기 때문에 화학물질에다 환경 호르몬까지 방출**할 수 있다는 것이다.

내가 사는 서울은 공기나 물이 너무 안 좋다. 배기 가스의 공해에 찌들어버린 지는 벌써 오래 전이다. 뿐만 아니라 땅을 밟을 수도 없을 정도로 콘크리트숲이 되어버리고, 아파트로 양옥집으로 숨이 턱턱 막힌다. 흔하게 볼 수 있었던 제비나 뒷산에서 놀던 나비며 산 곤충들이 없어지고 바퀴벌레와 이름 모를 곤충들이 어울린다. 정말 답답하다. 주말이면 들과 산 또는 바다를 찾아 여행을 떠나지만 차량 행렬로 그것도 잠시뿐이다.

부뚜막에 장작으로 밥을 짓고 문풍지가 덜덜거리는 황토벽의 초가집은 천연기념물이 된 지 오래다. 당시 위생 관념만 철저했더라면 아마 대단히 장수했거나 지금처럼 희귀한 병에는 걸리지 않았을 것 같다. 냇물을 그냥 마시고 고기 잡고 빨래하고 멱을 감으며 지내던 어린 시절은 꿈에서나 그리는 것일까?

아파트에 사는 어린아이들이 비염에 걸려 훌쩍이고 기침을 한다. 양약을 먹어도 면역력만 떨어지고 낫지를 않는다. 동해 바다에 가서 며칠 있으면 괜찮아지지만 생활권이 아니지 않은가. 콘크리트독에 건강을 잃을 수밖에 없는 환경이 우리들의 심성을 앗아가고, 메마른 정서를 야기하며, 임산부가 애를 태우며 고통 속에서 아이를 낳는다. 뿐만 아니라 반수 이상의 여성들이 생리주기를 잃어버리고 있는 곳이 내가 사는 서울이다.

주말에 찜질방에 쉬러 갔다가 대부분 스트레스를 더 받

고 나온다. 많은 사람들도 문제지만 아이들이 부모의 말을 들으려 하지 않고 떠들어대는가 하면 부모는 부모대로 내 새끼 귀엽다고 한술 더 뜬다. 으아~ 정말 이쯤 되면 뭐가 뭔지 모르겠다.

아파트의 샘플 하우스를 구경 가면 짧은 시간에 공사를 하여 코를 찌르는 독향에 머리가 아프며, 실제로 담당 직원들도 혀를 내두른다. 그래도 재산이니까 꼼꼼히 따져보는 우리들의 습관은 정말 무섭게 바뀌어져 가고 있다. 조금 생각하는 이들은 아파트를 사서 한 5년쯤은 세를 놓고 후에 입주한다. 콘크리트독 때문이다.

독, 독들이 우리를 에워싸고 있다. 음식물조차 중국산이며, 콩나물을 키우는 성장제는 암을 유발한단다. 일일이 열거해서 뭐하랴? 안 먹을 수는 없지 않은가? 가라, 아주 멀리 가라. 머리 깎고 절엘 가든가, 밀짚모자를 쓰고 허수아비와 같이 살든가. 그럼 분명히 당신은 바보가 된다.

3-6. 물 그리고 공기

정수기가 어느 식당이든 사용되는 시대이다. 한때 정수기 대리점을 해보았다. 물을 거르는 필터(멤브레인)가 몇 개 있어서 물이 통과하는 대로 굵은 입자를 걸러내는데, 몸에 좋고 나쁜 것을 따지기 전에 순수한 물 외에 찌꺼기는 다 걸러낸다. 그런데 그것이 문제이다. 물에는 우리 몸에 필수적인 미네랄이 녹아 있는데 그 미네랄마저 걸러낸다는 사실이다. 물론 나도 판매를 하기 위해서 당시에는 "멸치 몇 마리 먹으면 됩니다."라고 이야기했지만, 누가 물을 마시며 멸치를 먹는다는 말인가.

독자들이여, 물을 마시려거든 반드시 생수를 마셔라. 천연의 물을……. 돈이 부족하면 수돗물을 끓여 마셔라. 보리차를 넣고. 물이 우리 몸에서 하는 일은 너무 많다. 물이 오염된 지역은 인성도 사나워진다는 사실, 예로부터 물이 맑지 않은 지역의 태생은 출세하지도 못한다는 사실이 설로 내려오고 있다.

넥타이를 매고 1주일을 다녀도 칼라나 소매가 하얗게 되어 있다면 얼마나 좋을까? 호주가 그랬고, 뉴질랜드도 그랬다. 또 다른 환경을 끔찍이 생각하는 나라들이 그럴 것이다. 그러나 서울은 분명히 아니다.

이런 환경에서 사는 독자분들이 머리가 아프다고 두통약을 먹는데, 일시적으로 나을지는 몰라도 약기운이 떨어지면 다시 아프게 된다. 또 약을 먹으면서 결국 약에 취해 약조차 듣지 않는 병이 되는 것이다. 우리 몸에 돌고 있는 피에는 산소가 포함되어 있는데, 맑은 물과 좋은 공기만 취하면 두통은 사라지게 되어 있다. 그것도 아주 깨끗이 사라진다. 어디 두통뿐이랴. 생리통이나 호흡기 질환, 감기 등의 시초 병들이 걸리게 되는 것이다.

붕어빵에 붕어가 없고 가래떡에 가래가 없듯이 물을 만

들고 있는 수도사업소의 분들도 수돗물을 그냥 마시겠는
가?

3-7. 창문을 열어야 건강하다

우리나라 국민들이 먹는 약의 양이 세계에서 최고로 많
은 것으로 보도되고 있으며, 특히 항생제가 제일 많이 포
함되어 있다는 사실이다. 생각만 해도 소름끼치는 일이
다. 그렇게 보도되고 경각심을 불러일으켜도 우리들은 또
약을 먹어야 하는 악순환 속에서 살아가고 있다. 약에는
체내에 축적되는 스테로이드제제가 포함되어 있기 때문
에 무슨 병을 고치든 먹기만 하면 해로움이 존재한다는
사실이다. 우스갯소리로 의사와 약사는 약을 먹지 않는다
고 한다.

약을 먹지 않으려면 병에 걸리지 않으면 된다. 아주 간
단한 이야기인데, 우리 환경이 절대로 건강하도록 가만히
놓아두질 않는다. 특히 자기 의사를 표현하지 못하거나
자의적으로 움직이지 못하는 어린아이들은 면역력이 떨
어진다. 우중충한 환경이 건강하도록 내버려 두질 않기
때문이다.

국내 어린이들의 40% 정도가 비염과 알레르기 환자라
고 한다. 비염은 호흡기병이고 알레르기 환자는 실내외의
오염된 환경이 피부에 접촉하여 생기는데, 약을 먹어도

낫지 않기 때문에 의사들도 적극 권하지 못하는 형편이다. 그런데 무슨 뚱딴지같이 창문을 열어놓으란 말인가? 에 대한 의구심이 생길 것이다.

건축물의 기초가 되는 기둥 바닥이나 벽의 구성은 대부분 시멘트를 기본으로 하며, 그 위에 인테리어로 여러 가지 내장재인 미려한 디자인을 붙이게 되면 아름다운 집이 형성된다. 문제는 아름다우라고 붙인 내장재에 VOC라는 발암물질이 함유되어 있어 항상 우리의 건강을 해친다는 사실이다. 경고할 것은 우리나라에 아무리 좋다는 건축물이라도 발암물질이 함유되지 않은 내장재는 단 한 가지도 없다는 사실이다.

아이들의 간단한 천식이나 호흡기 질병은 공기가 맑은 바닷가나 산에서 며칠 지내게 되면 깨끗이 나아버린다. 그런데 사람들은 흔히 도심의 공기 탓을 하고 창문을 꼭꼭 닫아버린다. 차라리 창밖의 오염된 공기가 독이 발생되는 내장재의 냄새보다도 더 이로울 것 같은 판단이 선다.

독의 냄새로 가득 찬 아파트가 몇 억씩이나 하는데 그걸 못 사서 안달이다. 우리들도 그곳에서 기거를 하지만 말이다. 칼라나 시설은 누가 보아도 얼마나 멋이 있던가! 산에 가면 정말 독이 있는 꽃은 뭔가가 예쁜 짓을 하고 있다. 뿐만 아니라 유흥가의 여자 제비를 꽃뱀이라 하지 않던가? ㅎㅎㅎ.

　요즘엔 아파트의 샘플 하우스를 너무 잘 꾸며 놓아 구경하면서 환상적이라는 말을 아끼지 않는다. 정작 그곳에 근무하는 직원들은 머리가 아파서 하루 종일 띵한 상태로 근무를 하며 하소연한다. 내방객인 우리들도 눈을 못 뜨는 상태로 찔끔거리며 구경을 하는데, 참! 돈이 뭔지……. 천천히 상식적인 상태로 생각해 보기로 하자. 아파트를 판매하는 건설업자는 해당 아파트의 사업성이 모델 하우스에서 대강 결정이 난다고 생각한다. 물론 장소도 중요하지만 말이다. 또 건설업계는 시간이 현찰이다 보니까 천천히 샘플 하우스를 지을 이유가 없다. 남의 땅을 임대해야 하는 시기적인 이유도 있어 우리 내 습성대로 빨리 빨리 지어야 하기 때문이다.

　그런 상황에서 디자이너는 감각적이고 실용성을 앞세우지 누가 내장재의 내용물이 어떻고 저떻고 따지며 일을 하겠는가? 조금 좋은 내장재나 환경 마크 운운하면 가격이 비싼 것은 당연할 텐데……. 이런 저런 상황으로 접착제를 더 쓸 것이며 마르지도 않은 상태로 오픈하니, 그 속이 독 안이지 뭐 다를 것이 있겠는가?

　참, 비판만 할 것이 아니라 그런 곳에 가거들랑 절대 면역력이 떨어지는 어린아이들은 데리고 가지 마시길 감히 독자들에게 부탁드린다. 말 못하는 아기들은 필수조건이다. 여러 가지 성분 중에 한 가지 예를 든다면 신나(페인트나 공업용 접착제)라는 성분이 있는데, 휘발성의 냄새를 맡는다면 재생불능성빈혈이 걸린다는 사실이다. 필자가 표현하는 수준은 분명히 한 가지 성분만 이야기한 것인데, 그 외에 화학적인 사항으로 본다면 이루 말할 수 없는 유해한 성분이 향기를 피우고 있다는 것이다.

독자 여러분, 매일 공부 안 하고 밖에서 뛰어 놀기만 하는 아이들이 건강한 이유를 생각해 볼 필요가 있다. 더구나 요즘의 아이들은 동적인 행동보다는 정적인 일이 더 많지 않은가? PC방이 그 주요 원인이기도 하며, 운동장이 아닌 곳은 모두 콘크리트와 시멘으로 덮여져서 아이들의 건강한 놀이터는 별로 없는 것이 문제이다.

3-8. 독 안에서 살고 있는 아파트 문화

70년도 초쯤 반포동에 차관으로 만들어진 아파트가 일반인들에게 처음으로 선을 보인 이래 지금까지 꾸준히 아파트의 문화가 국내 주택시장을 주도하고 있다. 그전의 서울 모습이라야 사대문 안의 빌딩들이 고작이었고, 지금의 강남은 배추와 무 그리고 각종의 과수원과 논이 전부였다. 나의 세대에 건설계통은 엄청난 변화를 보였고, 앞으로의 변화는 신도시 외에는 리모델링과 재개발이 주를 이룰 것 같은 추측이다.

양옥집의 모양만 보아도 으리으리한 집에 산다고 하던 시절 기껏해야 기와집이고 판잣집이나 루핑이라는 검정

칠의 집이 고작이었다. 여름에는 낙숫물을 피해 지붕의 처마 밑에서 빗물을 받아 여러 가지 용도로 사용했으며, 겨울에는 고드름을 따서 우적우적 씹어 먹기도 했던 자연스런 시절은 지나고 거대한 콘크리트 도시로 변하여 팽이놀이 문화를 지워버리고 말았다. 부뚜막에 연탄을 쓰거나 땔감을 사용하여 생활했던 탓에 연탄 가스로 수많은 인명을 잃어버리기도 했으니, 무조건 옛날이 좋게 느껴지지만은 않는다. 단지 자연을 잃어버린 모습으로 변형된 거대한 서울의 도시가 답답한 나머지 인간이 자연적인 상태로 살아가기에는 너무 타락해 버렸다.

땅에서 일어나는 지기를 막아놓고 그 위에 다시 콘크리트로 세워놓은 집에 목숨을 걸고 사는 현대인들이 너무 여유가 없는 것에 대한 한숨을 누구에게 말한들 정신 나간 이야기라 할 것이다. 주거와 일상생활 그리고 생각마저도 이젠 도시화가 되지 않으면 경쟁력에서 살아갈 수가 없게 되어버렸으니, 치열한 전투장에서 하루하루를 즐거운 마음으로 살아가는 수밖에 최상의 방법이 없다.

아파트는 깊은 웅덩이를 파서 기초를 한 후 지하층부터 옹벽이라는 콘크리트로 철근과 엮어 세운다. 맨처음에 5층에서 15층 그리고 지금은 60층이 넘는다. 땅에서 나오는 기운인 지기는 전혀 느낄 수 없는 콘크리트 안에서 내장재인 나무나 도배지로 표면에만 씌운 채 살아가는 것이 아파트 문화이다. 콘크리트는 수년이 흘러야 적당한 강도

를 갖게 되는데, 그 사이에 독이 나온다는 사실이다. 그것
도 엄청나게 말이다. 움직이지 못하는 식물이나 미명의
동물들을 가두어놓으면 질식을 하거나 성장을 하지 못한
다.

면역력이 약한 어린이들은 호흡기 질환으로 시달리거
나 피부병에 고통스러워한다. 그 병을 치료하느라 항생제
를 투여하다 보면 강한 항생제의 면역력이 생겨 웬만한
약은 잘 듣지도 않는다. 어떻게 보면 건강하게 살아가는
사람은 참 축복을 받은 사람이다. 뿐만 아니라 형광등,
TV, 전자렌지, 가전제품의 전자파가 허공 속에서 뛰어 놀
고 있는 가운데 반죽이 되어 사는 인간들은 참으로 대단
하며, 그 인간을 만든 조물주는 말할 필요도 없다.

개인적인 생각이지만 아파트독에서 탈피하여 그 순간
부터 지상의 지옥에서 벗어나는 감각을 가지고 살았으면
하는 바람이다. 처음 지어진 아파트는 최소 5년 정도가 지
나야 조금 편안함을 느낄 수 있다. 콘크리트독에서 독립
적인 행복한 생활을 말이다.

샘플 하우스는 콘크리트를 잘 쓰지 않는다. 내장재 위주
로 짧은 시간에 공사를 하다 보니 눈과 코를 자극하는데
정말 대단하다. 장시간 근무자는 혀를 내두르며 고통스러
워한다. 내장재와 접합시키는 접착제의 독 때문이다. 이
런 냄새에 취하게 되면 재생불능성 빈혈이 오며 투통이
뒤따른다. 호흡기는 물론 피부나 그 밖의 건강에 전혀 도

움이 되지 않는다. 일시적인 방문자는 회복이 되겠지만 그 내부에서 장시간 일을 하는 사람들은 건강에 치명적이라는 것을 스스로 알고 있다. 하지만 직업상의 이유로 벗어나지 못하는 것이 현실이다. 내장재에서 나오는 독에서 벗어나려면 자연적인 재료를 사용하면 되는데, 그것이 잘 안 되는 모양이다. 그래서 답답할 뿐이다.

필자가 독이라고 함부로 말하는 이유를 해명하자면, 옆 사람이 방귀를 뀌어 냄새를 풍기면 찡그리며 코를 막게 되는데, 하물며 인공적인 냄새의 건자재를 만드는 제작자들이 포르말린이나 몸에 해로운 접착제를 사용하여 냄새를 피우니 무슨 과학이며 나발이며 따지겠는가? 그저 독일 뿐이고 무조건 해로울 뿐이다. 그래서 최소한 주말은 자연을 벗삼아 나무와 들 또는 강가로 나가서 변화를 주는 것이 현재로서는 가장 최선의 방법이 아닐까 한다.

4. 지금 사용되는 내장재들의 문제점

4-1. 지금 쓰고 있는 벽지에 관하여

우선 기존의 벽지나 장판을 생산하는 과정을 보면 여러 가지 소재에 문양을 넣고 만들어지는데, 성형(문양의 엠보싱 처리)을 해서 적당한 열을 가하여 주면 원하는 모양이 된다. 이때 열을 가하여 변형되는 기본 소재가 유기화합물인 유독성 물질이 사용된다는 점이다.

필자가 일본의 유명회사 제품을 실험한 결과, 그들도 뻔뻔스럽게 천연벽지라 하여 유통시키고 있는 것을 알았다. 솔직히 말하자면 한국 것도 대부분이 그랬다. 결국 천연소재로만 제작하면 소비자의 아름다운 욕구를 채워주지 못하기 때문일까? 아니다. 얼마든지 가능하다. 천연풀과 천연재료로만 사용하여 만든 벽지는 칼라도 천연이기 때문에 절대 식상하지 않는다.

천연벽지라고 유통되거나 천연의 소재가 일부 함유되어 있는 것으로 일반인들에게 판매되는 제품의 명칭을 보면 옥(玉)장판, 숯벽지, 황토벽지 따위가 있는데, 천연재료의 함유량은 불과 몇 % 정도로 출시된다. 그런데 정작 중요한 요소는 소재를 만드는 과정에 풀(본드)을 사용하게 되는데, 풀이 천연이 아니라면 천연제품이 아니라는 점이다.

기존 벽지에 함유되어 있는 화학적 분석표는 다음과 같다. 본표는 국가 공인기관인 한국생활환경시험연구원에서 실험한 결과이다.

그러면 기존벽지에서는 VOCs(휘발성 발암물질)가 얼마나 나오는가? 필자가 입수한 자료에 의하면 다음과 같다.

재　　　료	입 수 경 로	발생율($\mu g/\text{m}^2\text{h}$)
석 고 보 도	점 포 진 열 품	3
발포 폴리스티렌	점 포 진 열 품	177
셀룰로이드면	점 포 진 열 품	177
용제를 포함하지 않은 라텍스 페인트	방치후 (2주간) 측정	1861
벽　　　지 **(일반 고급실크벽지 포함)**	**점 포 진 열 품**	**3833**
게르마늄 바이오 천연벽지	**신　　　품**	**0**
쿠션비닐(독일제 2.3mm)	신　　　품	4898
쿠션비닐(핀란드제 2.3mm)	신　　　품	1407
쿠션비닐(핀란드제 1.6mm)	신　　　품	889

*인체에 주는 VOCs(휘발성 발암물질) 영향 테스트 결과

화 학 물 질	인 체 의 영 향	게르마늄 바이오 벽지의 결과
벤 젠	발암성, 호흡기 자극	무 검 출
키 시 린	마취성 자극, 심장, 간장, 위장 신경계에 이상 유발	무 검 출
톨 루 엔	마취성 빈현을 일으킴	무 검 출
스 티 렌	마취성 중추신경계의 이상 발암성 물질의 가능성	무 검 출
에 틸 벤 젠	눈, 호흡기계통에 강한 자극, 중추신경계에 이상 유발	무 검 출
디클로로메탄	적혈구 증가, 마취성, 중추신경계에 이상 유발	무 검 출
테크라클로로에틸렌	위장의 신경조직에 이상	무 검 출
메 탄 올	시력 상실, 대사성 산증	무 검 출
이소프 알코올	신진대사 활동을 방해하며 암환자는 간과 암세포에 축적	무 검 출
에틸아세테이트	접착제나 잉쇄용 잉크 도료 등에 함유, 인체 유독성 유발	무 검 출
아 세 톤	인화성이 강하고 폭발하기 쉬움	무 검 출
에 탄 올	대뇌의 제어기능이 억제되어 흥분되고, 중추신경이 억제	무 검 출

이러한 결과는 기본이며, 실제로 시공하는 과정을 일일이 열거한다면 정말 가관이다. 빨리 시공하기 위한 과정에서 접착제를 다량으로 섞기 때문에 기존 벽지의 측정치보다 몇 배가 더하다는 사실이다.

에너지 보존을 위해 다양한 산업기술이 만들어낸 새로운 건축자재나 건물의 밀폐화는 거주자들에게 일시적 또는 만성적으로 건강에 장애를 주고 있다. 실례로 빌딩 증후군(Sick building syndrome ; SBS)의 문제가 발생했으며, 외국에서는 많은 연구가 진행되고 있는데 반하여 국내에서는 아주 초보단계이다. 그러나 돌이켜보면 우리 조상들이 기거하던 집 구조에서 천연을 발견할 수가 있는데, 황토집이며 볏짚 또는 문풍지를 바른 옛집들이 모두 천연이라는 사실이다.

4-2. 항상 늘씬한 벽지 시공자들의 변

숙련된 기술자들은 뚱뚱한 사람이 없다. 이유는 짧은 사다리를 이용하여 온몸을 비틀면서 자유자재로 움직일 수 있어야 하고, 온몸이 항시 운동을 하여 유연한 체력을 가지고 있기 때문이다.

시공자들은 대부분 일당으로 일한다. 이분들의 손끝에서 모든 일이 마무리되기 때문에 아름다움과 환경적인 요소는 이들에 의해 결정되는 샘이다. 아무리 벽지나 장판이 좋아도 시공자의 기능에 따라 선이 살고, 겹치는 부분의 티가 나지 않으며, 코너나 손길아 잘 닿지 않는 곳에도 정교한 기술이 이용되기 때문에, 숙련공의 경우 일감이 떨어지지 않아 착수하기 전부터 예약을 해야 한다.

아파트의 상가나 동네 시장터의 골목에 가장 많은 가게가 공인중개사이고, 다음으로 많은 점포가 인테리어와 겸업을 하며 도배를 취급하는 벽지 점포이다. 이들 점포는 본인이 기술을 가지고 있는 경우도 있지만, 대부분 기술자를 활용하는 경우가 많다.

예전에 이사를 가면 으레 전기나 도배 등은 이웃집 아저씨가 주섬주섬 해주는 추억이 있었는데, 요사이는 분업화되어 전문화된 기사들이 프로로 일을 하다 보니 이사에서 맛보는 정감은 잊어버린 지 오래이다. 그 당시는 벽지를 바르기 전에 밀가루로 풀을 쑤어 벽지를 바르는 경우가 대부분이었는데, 산업화가 되면서 공업용 접착제가 등장했고, 지금의 일상에서는 어느 누구를 막론하고 모두 사용한다는 것이다. 시공이 용이하고 편리함 때문인데, 시공자들도 이런 시공을 한 집에는 잘 안 들어간다는 것이다. 그것은 유해한 요소를 알기 때문이다. 현재 시류가 이렇다 보니 누군들 접착제를 함유시킨 풀을 사용하지 않겠는가.

이제 곧 실내 공기질에 관한 법이 시행된다고 하니 시공자들은 힘이 더 들게 될 텐데, 시공하는 과정에서 섞어 사용하는 접착제는 어떻게 할는지 자못 궁금하다.

난연성이나 방염처리가 된 내장재의 경우 유리 섬유가 들어간 제품이 있는데, 이러한 제품을 시공한 다음에는 대부분 2~3일간 일을 하지 못하는 고통이 뒤따른다. 유리 섬유의 가루와 그 제품을 재단하여 붙이는 과정에서 호흡기나 피부에 흡수되므로 문제를 야기시키는 것으로 볼 수 있다.

실제로 대규모의 병원에서는 방염처리를 한 제품을 사용하도록 법으로 명시화되어 있다 보니 시공자는 물론이고 병원을 찾는 환자들은 어떻게 될까를 상상한다면 아찔한 생각이 든다. 정책 입안자들은 이러한 점을 고려하여 친환경을 유도하는 것이 바람직하다고 생각하는데, 무엇들을 하고 있는지 궁금하다.

이런 현장에서는 1시간 간격으로 시공자들의 몸을 씻어 주어 그들을 보호해야 하는데, 안전장구조차 사용하지 않고 일을 하는 그들이 건강하기를 빈다면 기적이 아니겠는가?

만일 소방사들처럼 방독면의 제복을 입힌다면 일하는 동작이 너무 힘들어 그것도 문제일 것이다. 건설현장에서 유난히 안전장구를 사용하지 않는 기술자들이 벽지 시공사들인데, 그것은 그만큼 환경에 관한 한 우리나라가 후진국이라는 이야기이다.

4-3. 실내에 또 다른 내장재들

요사이 외관을 미려하게 하기 위하여 필름이라는 명칭의 내장재가 유행하는데, 그 필름은 내부에 유독물질을 뿜어내는 접착제를 많이 사용한다. 알루미늄 새시나 심지어는 아이들의 책상과 식탁에도 많이 사용된다.

원목의 단가가 워낙 비싸다 보니까 경제적인 면을 고려하여 그럴 수밖에 없는 실정이다. 나뭇가루를 압축시켜 만들다 보니 소재가 붙는 힘을 가져야 하기 때문에 내부에 접착제를 또 사용하게 되는데, 이렇게 만든 다량의 제품이 싱크대에 사용되는 가구들이다. 그 위에서 음식의 오염을 논한다면 무엇이 알맞는 말인지 잘 모르겠다.

예컨대 장판은 또 어떤가? 반들반들하고 각종의 좋은 기능성 소재를 넣고 비닐 제품을 사용하는 것이 문제가 되며, 특히 지하방이나 물기가 고이는 곳에는 곰팡이가 살아가는 매개체 역할을 한다. 벽지에 무늬가 난 것처럼 곰팡이가 있는 집에 들어가면 매캐한 냄새가 나는데, 이것이 휘발성 발암물질과 함께 호흡을 하는 순간순간 우리들의 몸 안으로 유입된다. 그러니 매일 병원을 출입할 수밖에 없지 않은가?

어린아이들은 면역력이 성인보다 훨씬 떨어지므로 쉽게 감염된다. 환절기에 온도를 높이거나 에어컨을 사용하게 되면 밀폐된 공간에 숨어 있던 기분 나쁜 먼지류들이 대류 현상에 의해 우리 몸의 구석구석을 파고드는 상황이 발생하므로 사망사고가 더욱 많이 나기도 한다.

또한 요사이 마루재들이 인기가 좋아 대단히 많이 쓰이는데, 아쉬운 것은 표면에 차라리 코팅을 하면 더욱 좋았을걸 하는 생각이 든다. 왜냐하면 합판재를 밑면에 대고 무늬목을 붙이는 제작과정에서 유독성 물질이 함유되며, 집안의 마루에 붙이는 과정에서 대단히 많은 접착재가 사용되기 때문이다.

🐵 잠깐 쉬어 가는 곳

가스 중독

시안화수소가스(청산가스), 아황산가스, 염소가스, 일산화탄소 등의 유해 가스는 생활 주변에서 많이 발생한다. 모든 물체가 연소시 불완전연소를 하는 경우 발생하는데, 특히 일산화탄소는 무색무취에 맹독성으로 예전에 연탄을 사용하던 시절 인명을 앗아간 기억이 있다. 공기 중에 0.1%만 포함되어 있어도 치명적이다. 호흡기인 폐 속에서 혈액의 헤모글로빈과 결합하여 일산화탄소헤모글로빈을 만들어 혈액의 기능을 상실시키기 때문이다.

우리가 대중적으로 사용하는 자동차의 배기 가스는 일산화탄소 외에 해로운 가스를 대기 중에 내뿜고 있기 때문에 환경이 문제가 되는 것이다.

일부 조립하여 바닥에 깔고 사용하는 것은 그나마 품질이 우수한 편인데, 역시 제작과정에서 순수한 천연풀을 사용하지 않는다면 유해한 점을 피할 수 없다. 그런 와중에 온도를 높이게 되면 더욱 많은 휘발성 발암물질이 나오게 된다. 이렇게 내장재들이 순수하지 못한 까닭은 산업이 편중되어 발달하는 과정에서 일어나는 현상으로, 선진국에서는 이미 경험을 하여 도배장판 문화보다는 석회나 대리석 등의 천연소재를 사용한다. 우리나라의 현실은 무늬만 대리석을 개발하고 환경과는 무관하게 재물을 축적하고 있다.

4-4. 게르마늄 벽지가 좋은 이유

첫째, 실내에 아무런 냄새가 안 난다
어떤 집이고 들어서면 특유의 냄새가 나는데, 게르마늄 벽지를 사용하면 아무런 냄새도 나지 않는다. 향수를 공간에 뿌려도 10분 정도면 전혀 냄새를 맡을 수가 없다. 뿐만 아니라 된장, 김치찌개 등을 끓여 먹어도 전혀 냄새가 나지 않는다. 특히 아파트를 분양하는 모델 하우스의 방문시 나는 특유의 냄새들은 모두 휘발성 발암물질이 되는 독성이니, 예쁘고 아름다운 집의 구조가 마음에 든다 해도 주의하지 않으면 안 된다고 생각한다.
특별히 언급하고 싶은 것은 요즘에 향기나는 기구들을

사용하는 장소가 많은데 대부분 천연이 아니라는 사실이다. 대표적인 것으로 아로마테라피 향기요법이 병을 고치는 탁월한 역할을 하는데, 이상하게 국내에 유통이 되기만 하면 유해한 향기로 변한다. 그것은 천연향의 물질인 원료가 비싸기 때문이다. 그러나 우리 제품의 재료 일부를 냉장고의 탈취제로 사용하거나 차 안에 넣어두면 냄새가 제거되기도 한다. 이유는 간단하다. 소재의 내부에 숯보다 많은 구멍이 존재하기 때문이다. 따라서 창문을 열어놓게 되면 숨쉬는 구실을 자연적으로 하기 때문에 벽지의 수명 걱정을 하지 않아도 된다.

둘째, 원적외선이 가장 많이 나온다

세계의 많은 벽지들 중에서 원적외선이 가장 많이 나오는 벽지임이 한국 건자재시험연구소를 통해 입증되었다. 원적외선은 우리 몸을 유익하게 해준다. 시골에서 아궁이에 불을 때며 밥을 지을 때 불빛을 쬐던 아낙네들은 자궁에 변비, 자궁암, 물혹, 그리고 천식을 앓지 않았다. 그런데 오늘날 많은 여성들은 자궁병에 모두들 난리이며, 쉬쉬 하는 것도 우리 민족의 동양적인 관습이다.

나쁜 균들을 제거하는 빛과 열이 원적외선이다. 열과 빛이 반사되는 순간 피부 내의 각종 장기에 유익한 역할을 한다는 것이다. 똑똑한 암환자들은 방사선 치료를 거부하고 자연적인 치료와 더불어 유기게르마늄을 섭취함으로써 암을 완치하고 있다. 물론 필자가 개발한 게르마늄 쌀을 먹는다면 더욱 효과가 있겠지만 말이다.

셋째, 유해한 물질이 전혀 없다

필자가 벽지를 가지고 남에게 표현할 때 조각을 가지고 직접 불에 태워 보여주는데, 이때 그을음이 꺼멓게 나는 벽지는 무조건 유해한 재료로 만든 것이라고 보면 된다. 게르마늄 바이오 천연벽지는 모두가 천연재료이기 때문에 촛불처럼 맑은 불빛을 내며 탄다. 화재 발생시 불의 뜨거움 때문에 사망하는 경우보다는 유독성 물질의 연기로 인해 질식사하게 된다. 대구 지하철 참사로 유해한 재료가 타서 해를 끼치는 것에 대한 상식은 잘 알고 있다. 그런데 많은 생산자들은 기존의 제품에 게르마늄 재료를 섞어 넣고 똑같은 제품이라고 하니, 유사품에 속지 않는 방법은 태워 보는 방법밖에 없다.

넷째, 천연의 칼라는 싫증을 느끼지 않는다

어린아이를 예뻐하고 꽃을 사랑하며 자연을 즐기는 이유는 천연이라는 것 때문이다. 천연의 칼라는 마음에 고요와 평안을 더하여 주며 싫증을 느끼지 않는다는 사실이다. 어느 칼라든 천연색이면 모두 제작할 수 있는 것이 우리의 장점이기도 하다. 아이들이 침착해지고 온순해지며 인성이 고와지려면 자연을 접하는 것이 가장 좋은 방법이다. 실내에서 따로 동산을 만들어줄 수는 없지 않은가?

다섯째, 수맥을 방지한다

게르마늄 바이오 장판은 우리 몸에 유익한 은을 함유시

켜 제작했기 때문에 수맥을 방지한다. 수맥은 어느 집이 든 대부분 지나가는데, 잠자리에 수맥이 지나가면 질환이 생기기 쉽다는 설이 있다.

수맥은 물이 움직이는 힘이 주파수로 변환되는 일종의 파장이다. 그 힘의 파괴력은 대단히 강해서 옹벽이나 두 꺼운 콘크리트가 갈라지고, 그 위에 있는 미세한 전자 제 품 따위도 모두 이유 없이 망가지고 만다. 하물며 수면을 취하는 시간이 일생의 3분의 1이나 되는 장시간을 수맥 위에서 지낸다면 건강에 유익할 것은 없을 것이다. 그러 면 다른 장판들의 흠을 한번 늘어놓겠다.

특히 요즘 많이 사용하는 마루 제품들이 제작되는 과정 을 보자. 베니어판을 만드는 과정에서 겹겹이 붙이는 중 에 유해성 접착제를 사용하고, 그 베니어판 위에 천연 나 무의 재질이나 유기성 물질의 무늬목을 붙이면서 또 발암 성 물질인 유해 접착제를 사용한다. 그런데 가정에서는 문양이나 겉모양이 나무 재질이므로 얼굴을 비비고 잠을 청하며 온방 장치를 통해 열을 가하니, 그 내부의 유해성 물질은 인체의 구석구석을 자유롭게 찾아들 것이다. 이런 데도 건강하기를 빈다면 대단한 운이 있는 분들이다.

단지 불편하다면 표면에 코팅해야 하는 번거로움이 있 는데, 그것은 시공자가 할 일이며 사용시에 문제는 없다.

5. 신비의 게르마늄(Ge)

5-1. 게르마늄에 관한 내용

게르마늄은 1886년경에 독일인 윙글러가 발견하여 원소기호를 Ge로 하고 원자번호는 32번이다. 청백색이 감도는 빛깔로 주로 반도체에 많이 사용하여 왔다.

사람의 인체는 극전기의 초미립자로 구성된 응집체라고 할 수 있다. 인체의 각 기관은 고유의 응집체로서 기능을 하고 있기 때문에 정해진 전위(電位)가 있고 그 전위가 뒤틀리면 질병이 된다. 이런 곳에 게르마늄을 반도체로서 침투시키면 방전을 시키고 질병이 사라지는 것이다.

본래 과전류가 흐르게 되면 약화시키고 전기가 잘 흐르지 않으면 통전을 시키는 특성을 가지고 있다. 게르마늄은 높은 전위를 지닌 암세포로부터 전자를 빼앗아 전위를 낮추는 작용을 하기 때문에, 최근에는 암환자들이 99.9% 성분의 게르마늄을 많이 복용하고 있다. 여기서 왜 전기와 기의 말이 사용되며 그것이 우리 몸에 영향을 주는가에 대해 살펴본다면, 자연적인 움직임에는 반드시 전기가 흐른다는 것이다. 그것은 지구가 NS극으로 구분되어 있기 때문이다.

기러기나 철새들의 이동이 전기의 흐름을 타고 이동한다는 점은 학계에서 이미 밝혀지고 있다. 전기적 흐름에 따르는 자장의 변화에 의해 지진이나 해일이 일어나게 되고, 그 미세한 기류를 감지할 줄 아는 동물이나 미생물들은 폭발 전 자기의 보호 본능에 의해서 자리를 옮기는 것이다. 그러므로 인체의 변화에 의한 흐름이 항시 막히지 않는 상태로 유지하는 것이 꼭 게르마늄이 아니더라도 중요하다는 사실이다.

5-2. 게르마늄 건강

얼마 전 방송 매체를 통해 유명가수가 혈액암으로 판정을 받았지만 회복되는 과정을 보도한 적이 있었다. 병의 발병이 알려진 것은 진단이었고 회복되는 과정은 개인적인 치료에 의한 방법이었는데, 문제는 의사의 권유에 의한 방사선 치료가 아닌 게르마늄 치료에 의한 간단한 방법이었다는 것이다.

근자에 들어 찜질방이 우리 생활에 깊이 파고들어 휴일에 가족 단위로 주말을 즐기는 사례가 부쩍 늘고 있다. 규모와 시설에 따라 원거리를 찾아가기도 하며, 건강을 위하여 이용하고 있다. 문제는 일본에서 처음 국내에 들여

올 때만 해도 게르마늄 성분의 돌에 불을 달궈 원적외선
을 쪼였는데, 원가 상승으로 업자들이 변형시킨 찜질방이
생겨 좀 혼란한 생각이 드는 것이다. 뿐만 아니라 생수도
게르마늄이 함유되어 있는 상품은 고가로 판매되고 있다.
또 생활용품들도 출시되고 있어서 많이 사용되지만 역시
상품의 질적인 면에서 소비자들에게 외면을 당하는 관계
로 일부의 소비자들에게만 사용되고 있을 뿐이다.

우리 인체 내에는 미세한 전류가 흐르고 있는데, 발병을
하면 전기적인 흐름이 원활하지 못하게 된다. 혹자는 기
로 표현을 하는 경우도 있는데 한방에서 주로 사용되는
용어이고, 흔히 형이상학적인 용어로 취급되기도 하며,
미신적인 방식으로 믿지 않는 경우가 발생하기도 한다.
전기적인 경우로 판단하자면 게르마늄은 인체 내의 막혀
있는 장애물, 즉 불순물이나 병의 덩어리를 중화시키는
역할을 하며, 자기 자신도 체내에 머무르지 않고 배출되
어 인체를 깨끗하게 하는 기능의 놀라운 성질을 가지고
있다.

흔히 고등학생 정도의 수준이면 배우는 원소기호(32번)
로 표현되었을 뿐만 아니라 암환자에게 아주 고가로 병원
에서 처방이 되고 있는 실정이다. 우리나라에 많이 분포
되어 있으나 채취하는 기술이 부족해서 선진국에서 수입
하여 사용하고 있는데, 놀라운 사실은 마늘과 인삼, 영지
버섯 등의 국내산 식품에도 다량 함유되어 있다는 사실이

다. 외국의 권위를 자랑하는 학술지에서도 마늘이 항암 효과가 있다는 사실을 보도하고 있으며, 국내 토양에서 자란 농작물에 대하여 깊은 관심을 가지고 많은 연구가 진행되고 있다.

전술한 것과 같이 모 가수의 경우도 의료인이 가족 중에 있었기 때문에 여러 채널을 통해 정보를 분명히 얻을 수 있어 암이라는 병을 고칠 수 있었을 것이다. 암은 참으로 무서운 병이다. 인간의 생명을 빼앗아가는 무서운 병이기도 하지만, 재산도 함께 가져가므로 남아 있는 가족을 모두 불행에 빠뜨리는 아주 나쁜 병이라 할 수 있다.

따라서 게르마늄을 선택하여 암을 이기고 또한 건강을 되찾았다는 사실 하나만으로 우리 인체에 미치는 영향의 가치가 어느 정도인가 가늠할 수 있지 않을까 생각한다.

5-3. 게르마늄이 주는 건강적인 이유

**암에 기적을 주는 게르마늄

암에 관한 무지한 필자의 소견은 이렇다. 피부에 종기가 나듯이 몸 안의 종기를 암이라고 생각하면 된다. 피부는 여러 가지 물질을 접하여 산화되는 경우가 발생하면 이상 현상이 쉽게 일어날 수 있지만, 몸 안은 아주 정밀한 시스템으로 이상 현상이 일어나지 않게 되어 있다. 그런데 이상 현상이 일어나는 경우를 나누어 선천적인 경우와 후천적인 경우로 대별하여 보자. 선천적인 경우는 소아암이나 희귀병이 어려서 발생하는 경우인데, 대부분 부모들의 건강 상태나 임신 중 건강관리에 문제가 있음을 볼 수 있다. 특이한 경우는 천형의 병으로 판단할 수 있는데, 불가항력의 경우이니 여기서는 후천적인 암에 관해서 논하기로 하자.

인체에는 미량의 전기가 흐르며 일명 기(氣)라고도 한다. 흔히 "기가 막혔다"는 말을 하는데 대부분 놀라거나 어이없는 경우에 사용되는 말이다. 급격한 스트레스는 우리 몸에서 전기(여기서는 기로 구분하지 않고 전기로 하겠다)의 흐름을 방해한다. 그러면 기와 게르마늄은 무슨 관계인가? 게르마늄은 전기가 흐르는 상태를 높여 주거나 낮추어 주는 역할을 스스로 하는 입자이다.

게르마늄은 유기 게르마늄과 무기 게르마늄으로 구분한다. 무기 게르마늄은 흔히 반도체로 많이 사용되고 있다. 게르마늄은 반도체의 전류를 조절하는 역할을 하는데, 과전류를 약전류로 바꾸어주고 약전류를 정상적인 전류로 바꾸어주는 매우 중요한 역할을 하는 것이다. 따라서 체내에 암이 발생한다는 것은 기의 흐름이 막혀 종기가 발생하게 되는데 그 부위를 유통시켜 주기 때문에 암에 효능이 있다는 것이다.

일본의 게르마늄 연구가인 아사히 박사의 경우 암의 치료에 탁월한 역할을 한다는 게르마늄 연구 논문과 서적에 이미 수년 전부터 기록하고 있다. 프랑스의 *루르드라는 마을에 기적의 샘물이라 불리는 곳의 물에도 상당량의 게르마늄이 포함되어 있다고 한다. 암의 발생 전후에 꾸준히 게르마늄을 상용한다면 생명을 무식하게 버리는 일은 결코 없으리라 생각된다.

한 가지 더 첨언하건대 암을 발견하기 전에 예방하는 습관을 항상 가져준다면 더 바랄 나위가 없겠다. 우리들 삶의 주변에서 모두들 너무 예방에 힘을 쓰지 않는다는 것이 문제이다. 찜질방의 명칭이 게르마늄이라고 명명된 사실도 실은 일본에서 도입된 것이다. 그들은 찜질방에서 대단한 효과를 보았다고 문헌상에 이미 기록하고 있다. 우리도 생활 주변에서 사용을 꾸준히 한다면 예방은 물론 건강한 생활을 누릴 수 있다고 확신한다.

5-4. 다른 용도의 게르마늄

옛날에는 아이를 낳으면 대문에 볏짚을 꼬아 만든 새끼줄에 숯과 고추를 매달아 손님의 방문을 제한시키는 풍습이 있었는데, 이것은 면역력이 약한 아이를 바이러스 감염에서 벗어나기 위한 신호였던 것이다.

뿐만 아니라 간장을 만들 때 독에다가 된장을 띄우고 반드시 고추와 숯을 넣어 불순물을 제거하는 데 사용하여 왔다. 숯에는 매우 작은 구멍으로 이루어진 입자가 많이

있는데, 게르마늄에는 숯보다 몇 배나 더 많은 구멍의 입
자가 있다.

*루르드 기적

겨우 13세밖에 되지 않은 소녀가 신장암에 걸렸는데, 한쪽 신장을
적출하는 수술을 받았다. 암은 소녀의 뇌로 전이되어 전신이 쇠약해
지고 극심한 영양실조에다 피부가 흑황색으로 변하고 모발까지도 전
부 빠져 이제는 현대의학이나 다른 어떤 방법으로도 어찌할 수 없는
처지에 있었다. 그런데 그 소녀의 부모는 그 소녀가 죽기 전에 루르
드를 한번 순례하고 기적이라도 바라는 한 가닥 희망에서 소녀를 휠
체어에 태우고 루르드 성수를 찾게 되었다. 소녀가 **루르드의 샘물을
몸에 적시고 먹은 지** 3일째 되던 날부터 기적이 일어나기 시작하면
서 혼자 힘으로 일어나 앉게 되었다. 그리고 목이 마르다면서 귤을
달라고 했다. 그리하여 소녀의 **건강은 완전하게 회복**되었다. 이 기사
가 실린 후 수많은 난치병, 암, 당뇨병, 고혈압, 동맥경화증, 심장병
환자들이 루르드를 순례하여 샘물을 마시고 목욕함으로써 치유된 결
과 이 마을이 기적의 마을로 불려지게 되었다. 루르드의 성수는 종교
적으로는 하느님이 주신 선물, 기적의 물로 받아들여지고 있지만 수
많은 과학자, 의학자들의 끈질긴 연구결과 루르드의 기적은 **루르드
샘물에 함유된 다량의 유기 게르마늄 때문이란 사실**이 밝혀지게 되
었다. 현재까지도 루르드는 불치병, 난치병 환자들에게 순례의 성지
로 추앙받고 있으며, 현지에서는 공인된 기적 증명(확인)서까지도 발
급해 주고 있는 실정이다.

따라서 많은 입자가 하는 역할을 우리 생활에서도 충분히 응용한다면 유익한 것을 얻을 수 있을 것이다. 필자가 시험한 방법을 소개해 보자.

어느 절을 짓는데 벽면에 모르타르(시멘트)를 바르는 작업에 2대1의 비율로 섞어 사용하면서 인부들의 느낌을 들어보았다. 시멘트의 냄새는 물론 평소에 손바닥이 갈라져서 직접 만지지 않는 것이 보통인데, 손이 매우 부드러워지고 건조 후 페인트를 칠하는 과정에서도 신나를 섞었는지 잘 모를 정도로 냄새가 없었다는 것이다. 또 게르마늄 돌을 파쇄하는 공장의 작업자들은 손의 부드럽기가 웬만한 여자들의 속살보다 부드럽다는 것이다. 뿐만 아니라 목욕을 하거나 세면시 가루를 적당히 섞어 사용하면 피부가 몰라보게 부드러워진다는 사실이다. 이렇게 구멍이 많은 게르마늄이 농토에 뿌려진다면 산성의 토질이 알칼리성으로 변화되는 것이다.

5-5. 게르마늄 쌀

필자가 인천기능대학 학장 이하 박사, 교수님들과 게르마늄을 연구하여 상용화하기 시작한 것은 3년여의 준비 끝에 2002년 가을부터 시제품을 만들면서부터이다. 경북 울진의 북면 농협 및 강원도 문막 농협과 계약을 하고 재배 중이다. 이미 시제품은 공인인증서를 발급받아 함유량

을 판정받은 경험이 있으며, 맛 또한 대단히 좋게 평가를
받았다.

울진의 온정 농협에서 만든 게르마늄 쌀은 성분이 함유
되어 있지 않았으나 (시험 결과 함유되지 않은 것으로 판
정) 전국의 쌀맛 경시대회에서 일등을 했으니, 게르마늄
의 역할이 얼마나 중요한 것인가를 알 수 있다. (참고로
경북 울진 지역의 기후로는 쌀맛이 좋아질 수 없는 환경
인데, 이유는 일조량이 부족하고 해풍의 영향으로 벼의
성장이 뒤떨어지기 때문이다.)

농토의 황폐화가 일어나는 현상은 땅에는 수많은 미생
물들이 살고 있고 땅 자체도 숨을 쉬며 미생물들과 같이
호흡을 하고 있는데 대기와 수질의 오염이나 농약의 투여
로 인해 스스로 몸살을 앓고 있기 때문이다. 그러므로 본
래의 알칼리성 토질이 산성화하여 숨을 쉬기를 거부하는
현상이 일어나므로 어떠한 식물을 심어도 충분한 영양분
을 흡수하지 못하게 된다.

산성이라는 토질은 찹쌀떡같이 숨을 못 쉬게 구멍이 뭉
친 토질을 말하는데, 게르마늄을 뿌리게 되면 산성에서
알칼리성으로 변화되는 기능을 주게 된다. 그러므로 땅에
서 충분한 영양을 흡수할 수 있을 뿐만 아니라 토질 자체
를 살리는 데 매우 중요한 역할을 하는 것이다.

필자가 생산한 실험용 쌀에는 0.5mg/kg이 함유되어 있으
며, 독극물로 판단한다면 치사량이 될 만큼 매우 높은 수

치이다. 문막과 북면 농협에서 생산한 쌀의 예상 수치는 1
~10mg/kg이니 기대해 볼 만한 쌀이 아닌가?

뿐만 아니라 당도가 높기로 유명한 성주 참외에도 게르
마늄을 뿌린 결과 당도가 훨씬 더 높게 나오고 맛 또한 더
좋아졌다는 사실이다. 여기서 주목할 만한 사실은 게르마
늄이 좋다고 아무것에나 뿌려도 되는가라는 의문인데, 절
대 그렇지가 않다. 순도가 상당히 많은 게르마늄을 사용
해야 한다는 점을 명심해야 한다.

고백하건대 개인적으로 사업을 하면 목적이 돈을 버는
일이긴 하지만, 예로부터 우리나라의 농경사회는 농사 일
을 주로 해 온 것이 사실이다. 그런데 국가의 시책을 충분
히 따라서 농사 일을 해 왔던 농민들에게는 WTO, 우루과
이 라운드 등의 협약이 맺어지면서 쌀 시장이 개방되는
상황에 대처하지 못하고 방황을 해야 하는 실정에 와 있
다. 정부의 처방은 수매가를 높여 주거나 유휴지로 사용
해도 적은 돈을 주며 때우자는 식이 고작이다. 농민들은
부채가 47조원에 달하는 거대 빚쟁이들이 되고 말았다.

고부가가치를 누릴 수 있도록 농민들의 사업이 인천기
능대와 몇몇 대학교의 교수진들에 의해 미미하게 추진되
고 있는 것이 현재의 실정이다. 그러면 쌀 외에 다른 농작
물에는 게르마늄이 어떻게 분포되어 있는가를 알아보자.

일본의 도쿄 대학 아사히 박사의 논문 발표 내용을 보면

· 한국 인삼 1,000~2,000ppm

- 일본 인삼 250~320ppm
- 영지버섯 800~2,000ppm
- 마늘 754ppm
- 구기자 142ppm
- 컴푸리 152ppm
- 알로에 77ppm
- 명일엽 450ppm 등이 함유되어 있는 것으로 발표되어 있다.

ppm은 mg의 1,000분의 1이다. 쌀의 측정치가 0.5mg이 므로 0.5ppm이 되는 것이다. 매일 보약을 먹는 것보다 훨씬 나은 건강 쌀의 기능을 하게 될 것이다. 재미있는 사실은 세계 어느 나라도 우리나라의 게르마늄 보유량을 능가하지 못한다는 사실이다.

5-6. 게르마늄 농사

**농민의 자손

문명이 발전하기 전에는 누구든지 농사 일이나 수렵 또는 어업에 종사했던 것이 세계 민족의 뿌리였다. 산업사회의 발달로 여러 가지의 직업이 생기다 보니 농경이나 유목 일을 떠나도 더 잘 먹고 잘 사는 도시화가 급속히 진행되었고, 급기야는 자본지주가 성행하면서 땀을 흘리지 않는 업무에 종사할 수도 있는 시대가 도래한 것이다.

한반도의 기원이 다른 국가와 다르다고 하는 점은 산과 물이 많아 지형적으로 농사 일이 주업이 되므로 농경민족의 당위성을 가지고 있다는 것이다. 그러므로 주된 일은 농사요, 농사 일 중에 으뜸으로 치는 것이 쌀 농사였다. 그래서 우리 선조들은 농사를 얼마나 많아 짓는가에 따라 재산의 가치를 가늠하기도 했던 것이 우리 부모님 세대였다.

요즘 아이들은 연탄이 무언지도 모르고 자란다. 알 필요도 없지만……. 비가 많이 와서 홍수라도 진다면 걱정스런 투로 농사가 안 되고 쌀이 떨어져 먹고 사는 게 걱정이라는 말을 꺼낼라 치면, 슈퍼마켓에 많이 쌓여 있는데 무슨 걱정이냐는 것이 우리들이 접하는 요즘 아이들의 생각이다. 짧은 시간에 너무도 많이 변해 버렸다. 특히 최근 2, 30년 동안에……. 이렇게 급변하는 시대에 변화의 물결을 타지 못하는 일들 중의 하나가 바로 농사 일인 것이다.

우루과이 라운드 협정(UR)이나 WTO 등의 세계화 물결은 상거래를 일정하게 협약하여 모든 상품은 서로 자유롭게 어느 국가를 막론하고 판매한다는 취지이다. 지금까지 이익을 보는 상품들도 많이 있지만 농산물의 이야기만 나오면 농민들은 머리에 띠를 두르고 국회의사당 앞이나 시청 앞 광장에서 집단으로 행정관료나 정치가들에게 결사 반대를 외치며 항의 데모를 한다.

냉정하게 판단해야 할 것은 서로 공존하는 세상에서 물

건을 일방적으로 판매만 하고 상대의 것을 사주지 않는다면 거래가 진행되지 못한다. 그런 통상적인 계약에 쌀이 한 품목으로 정해져 버렸으니 쌀을 재산으로 삼고 있는 농부들은 다모작으로 쌀을 만들어내는 나라나 땅이 큰 나라의 농토에서 실비로 만들어지는 가격의 경쟁력에 살아남을 수 없어 한숨을 쉬고 있는 것이다.

정부의 농정 정책의 실패가 장기간 지속되면서 일반 농민들은 빚에 쪼들리고 노동력의 대가도 찾지 못하다 보니, 자식들을 도심으로 유학 보내거나 직장에 내보내 면피를 하려는 생활상이 농민들의 현실인 것이다. 행정을 잘 모르는 농민들을 대상으로 여러 가지 복잡한 안을 내놓아도 이제는 농민들의 굳어진 얼굴을 펴기가 여간 쉽지 않다. 국가의 세금으로 수입쌀의 차액을 보상하겠다는 것이 정부의 정책이 되어버리고 말았다.

처음에 만들어지는 제품보다는 다음에 만들어지는 제품이 보강을 하여 더욱 경쟁력 있게 만들어지는 것이 정석인데, 쌀의 경우는 여건의 변화로 더 많은 농약과 비료가 바뀌며 증산에 힘쓰는 것 외에는 일모작의 한정된 농토라는 천연적인 조건에서 벗어나지 못하고 있는 실정이다.

요즘 농촌에서 비닐 하우스를 통해 여러 가지 농산품을 재배하는 젊고 노동력이 있는 농민들은 사회적 권력이 부족할 뿐이지 돈버는 것은 서울의 직장 생활에 견줄 바가 아니다. 즉 농산물의 생산도 이제는 고부가가치를 창출하지 않으면 힘들게 되어버렸다. 따라서 정부의 정책을 불신하기보다는 스스로 변화의 길을 모색하지 않는다면 누구도 도와주지 않는 것이다. 선혜택을 주는 비료 대금이나 선물로 지급된 수매가 대금을 나중에는 1전자리 한푼까지도 정확하게 받아가지 않는가?

더 나아가서 꽃을 많이 재배하는 네덜란드 등 유럽에서는 이미 우리나라에서 자생하는 식물들을 가져다가 우리나라의 당국자나 전문가들, 농민들이 모르는 국제특허등록을 해놓고 이제 일상적인 국내의 생산조차 로열티를 받으려고 대드는 지경에 이르렀으니, 정말 무서운 세상에 살고 있는 기분이다.

**쌀포대

쌀을 재배하며 또 한번 고민하는 것이 쌀을 담아 저장하는 포대 문제이다. 과거에 볏짚으로 만든 가마니를 사용하다가 나일론 수지로 가마니 형태를 사용하던 것이 종이 포대로 바꿔지고, 이제는 PE나 PP 형태의 비닐 합성수지로 자리를 잡아가고 있는 중이다.

쌀에는 10% 내외의 수분이 함유되어 있고, 식물성 지방질이 함유되어 있으며, 그 밖의 영양소도 들어 있다. 그리고 당연히 게르마늄 쌀에는 독극물로 이야기하면 치사량 정도의 암을 죽이고 건강에 좋은 게르마늄 성분이 들어 있다. 그러나 아무리 영양가가 좋다 해도 쌀은 역시 밥맛이 좋아야 하는 전통적인 습관이 있다. 그러자면 초기의 밥맛이 오랫동안 유지되어야 하는데 지금의 생산된 포장지로는 장담할 수가 없기 때문에, 또 고역을 치르며 바이오 성분이 코팅된 제품을 개발하고 있다.

　다시 기술적인 문제로 들어가면 식물성 지방과 고유의 수분이 산화작용에 의해서 공기와 접촉하면 영양소를 빼앗기는 것이다. 이러한 문제는 비닐과 종이로써는 감당하지 못하며, 가장 좋다는 것이 유리병이나 깡통의 캔류이다.

자연건강 - 1

1. 잘 먹고 잘 사는 건강법

1-1. 먹는 건강

건강한 사람은 대부분 잘 먹고 잘 자고 잘 싼다. 잠자리와 쾌변을 잘하지 못하면 잘 먹지를 못한다. 뒤가 막혀 있는데 앞에서 밀어넣으면 속이 답답하기 때문이다. 인류는 먹는 것에 대한 변화를 아주 오래 전부터 시도해 왔으며, 지금도 계속 변화하고 있다.

오랜 옛날에는 사람이 생식을 했다. 생식이란 불에 데우지 않고 자연 상태로 먹거나 일차 가공을 하여 먹는 상태를 말한다. 이후 불이 생활에 접목되면서 음식을 여러 가지 형태로 요리하여 화식을 알게 된 것이다. 사람은 주변 환경에 변화하는 사회적 동물이기 때문에 어느 국가를 막론하고 음식에 대한 문화는 화식으로 변천되어버렸다.

음식을 날로 먹는 생식의 경우나 불에 조리를 하여 먹는 화식의 경우에도 화학적 분석으로는 영양소별로 우리 체내에 흡수하게 되어 있다. 화식은 맛은 있지만 오장육부의 활동을 더욱 활발하게 만든다. 그러면 생식과 화식은 어떻게 우리 생활에 접목되었는지 알아보자.

제사를 지내거나 잔치를 하는 경우 음식을 조금 떼어놓고 고수레라고 외치며 지내는 풍습이 있다. 그것은 화식의 문화를 창출하여 준 사람의 이름이며, 그 고마움에 대한 일종의 관습이 전해져 내려온 것이다. 전술한 바와 같이 생식 위주의 생활에서 화식으로 바뀌어져 가면서 인간은 모든 질병의 고통을 안고 살아가게 되었다고 할 수 있다. 그런데 오늘날 습관이 되어버린 우리 음식 문화에서 생식이라는 말을 하게 되면 기인으로 치부하는 경우가 있거나 거부감을 나타내기도 한다.

화식을 하면 일종의 효소가 죽어버린다. 효소는 자동차 공장으로 표현한다면 각 분야에서 일을 하는 용접공, 조립공 등의 기술자이다. 따라서 공장에 일을 하는 기술자들이 없다는 이야기가 되어버린다. 즉 극단적인 표현으로는 죽은 음식이 되는 것이다. 이렇게 효소가 죽어버리면 음식이 영양소 역할의 기능을 잘 발휘하지 못하게 된다. 효소는 체온의 온도인 36.5도에서 가장 잘 살며 활동을 하는 매체이다.

따라서 화식을 하면서 불에 접하게 되면 우리 몸에 들어온 음식은 효소가 제대로 역할을 하지 못하기 때문에 오장육부는 그 역할을 감내하느라 힘이 들게 된다. 생식과

화식의 영양소를 비교하면 영양가는 단연 화식보다 생식
이 5~6배 많다. 그래서 생식의 장점은 영양소가 풍부할
뿐더러 식이섬유를 섭취하므로 장의 기능을 활발하게 한
다. 요즘 요구르트 등의 카피에서 장이 튼튼해야 장수한
다는 말도 이와 무관하지 않다. 요구르트는 생식이기 때
문이다.

 *식이섬유는 스펀지 모양의 구조를 가지고 있고, 우리
몸의 노폐물(독소)을 제거하며 장을 튼튼하게 하는 역할
을 한다. 스펀지 모양은 유산균들이 살아가는 집의 구조
를 띠며, 장과 변 사이의 장벽을 자극하여 연동운동을 촉
진하므로 흡수와 배설의 기능을 촉진하는 매우 중요한 역
할을 한다. 뿐만 아니라 피를 맑게 해주는 엽록소가 많이
살아 있어서 혈압이 높은 사람에게는 식단으로 특히 권하
고 싶은 대목이기도 하다. 인체의 구조 중에 치아는 초식
동물들과 같은 구조를 가지고 있다. 어금니를 보면 통곡
류인 콩류를 잘 부숴서 먹을 수 있게, 즉 생식을 필요로 하
는 구조로 되어 있는 것으로도 원시적인 생활이 원래의
본모습이란 것을 알 수 있다.

 약방의 감초란 말이 있듯이 음식에 꼭 들어가는 것 중에
는 소금이 있다. 소금은 분자가 4개로 구성되어 있는데 열
을 가하면 1개밖에 남지 않고 체내에 사용된다. 모든 식물
에는 소금성분이 함유되어 있기 때문에 사실은 소금을 더
먹을 필요가 없다. 그런 예로 초식동물은 따로 소금을 먹

지 않는다. 짜고 매운 것들에 대한 부정적인 식습관은 이미 오래 전부터 이야기하고 있지 않은가. 소금 1g이 체내로 들어가면 물 1리터가 필요하다. 그래서 오행 중 수에 해당하는 장기인 신장과 방광이 약하거나 질병에 걸린 분들은 필수적으로 싱거운 (사실은 싱겁지 않은데 느끼는 것뿐이다.) 음식을 취해야 하는 이유가 여기에 있다.

*식이섬유

제6영양소라 불린다. 섬유질에는 수분이 있으므로 배변량을 증가시키고, 대장의 운동을 촉진시키므로 장내 통과 시간을 단축시킨다. 변이 대장을 통과하는 시간이 짧아 대장점막에 접촉할 시간이 많지 않다. 또 대장 내의 세균에도 영향을 끼쳐 발암성 물질의 작용을 억제하기 때문에 대장암을 예방하게 된다. 섬유질은 콜레스테롤의 흡수를 막으므로 성인병을 예방한다.

영양학 전문가들에 따르면, 섬유질은 위장의 공복감을 덜 느끼게 하고, 음식물 흡수를 서서히 하도록 하고, 콜레스테롤을 걸러내고, 장내 세균에 의해 발효되고, 배변량을 늘린다고 밝히고 있다. 콜레스테롤은 소장의 가장 위쪽에서 흡수되는데, 섬유질이 콜레스테롤을 둘러싸서 흡수를 어렵게 한다. 어떤 섬유질은 장내에서 식염과 결합하여 몸 밖으로 배설시킴으로써 혈압이 올라가는 것을 막아준다고 한다. 콜레스테롤이 고혈압이나 동맥경화, 심장혈관계통 질환을 비롯하여 각종 성인병의 주범이라는 것을 생각할 때 섬유질의 가치는 대단하다는 것을 알 수 있다.

아직까지 현대의학에서 밝혀지지 않은 생식에는 면역력 증강과 자연치유력 향상, 감기(식욕 저하) 등이 있다. 그러므로 음식으로 건강을 살피는 경우에는 화식이 주된 우리 식탁에 대기나 땅, 수질의 공해까지 합하면 음식이야말로 정말 주의하지 않으면 안 되는 것이다. 더불어 어떤 국가의 인종이든간에 자기 토지 위에서 나는 식품을 먹는 것이 가장 좋은 건강의 비결이라 했는데, 개방화의 물결이 우리 식탁까지 바꾸어놓았으니 그저 안타까운 마음뿐이다. 신토불이를 기억하시라.

**음식은 집에서~

요식업계에 종사하는 분들에게는 정말 미안한 이야기지만 할 말은 해야겠다는 생각이니 이해 바란다.

음식점에서는 주로 간단한 것과 생식 위주의 음식을 먹어라. 회나 생구이 그리고 생선구이, 샐러드 정도가 고작인 것 같다. 고구마, 감자 등을 찌거나 삶은 것은 매우 좋다. 길거리에서 군밤을 연탄에 구워 먹는 것은 생식과 같은 신선한 먹을거리다.

음식점에서 회를 먹고 나면 매운탕이 나오는데 맛을 내려고 조미료를 얼마나 많이 넣는가 하면 이루 상상키 어려울 정도로 많이 넣는다. 그래야 맛이 달고 좋아한다는 것은 그만큼 우리 입맛이 조미료에 길들여져 있다는 것이다. 뿐만 아니라 설렁탕의 단내가 나는 맛은 역시 조미료이고, 기사식당의 모든 찌개에는 어김없이 엄청난 조미료가 사용된다.

전술한 바와 마찬가지로 의사, 약사들이 약을 안 복용하듯이 식당의 주인들도 너무 뻔하게 잘 안다. 시원한 냉면국물의 조미료와 각종 찌게에 들어가는 조미료는 정말 해도해도 너무한다 싶을 정도로 많이 사용한다. 아예 습관화되어 있어서 이렇게 이야기를 공론화하면 대부분 "그래도 맛만 있더라." 든지 "다들 잘 살고 있잖아."로 맞받아쳐 버린다. 끄응~

솔직히 표현한다면 누군가가 음식점을 내어 맛이 없다면 망해 버리는데 그까짓 조미료 따위가 무섭겠는가. 한 수저를 넣으나 두 수저를 넣으나 매상이 더 올라간다면 필자 또한 그렇게 안 할 이유가 없다는 것을 고백한다. 그래서 유기농의 음식으로 조미료를 안 치고 밋밋한 맛을 내는 음식은 생각이야 좋지만 장사가 안 되어 문을 닫아버리기가 일쑤니 신규 개업에 감히 도전하지 않게 된다.

어린아이들에게는 미음을 주며 보드라운 음식을 먹이려고 애를 쓴다. 또 유아식의 제품을 만드는 식품회사에서는 대부분 유기농법이 적용된 아주 좋은 제품을 사용하는데, 어른이든 아이들이든 장부의 기능이 같다는 점을 알아두기 바란다. 그러므로 집안의 현명한 주부들은 음식을 잘 만들어서 정말 괜찮은 먹거리를 가족들에게 베푸는 지혜를 가지는 것이 참 건강을 주는 지혜일 것이다.

**음식과 요리가 주는 교훈

음식과 요리의 차이점은 이렇다. 음식은 부모님이 가족들을 위해 만든 먹거리이고, 대부분 일정한 패턴에서 벗어나지 않는다. 그리고 자기 가족들이기 때문에 입맛을 정확히 알고 있어 부모가 입맛에 맞도록 맞추어주는 것이 음식이다. 반면에 요리는 대상물을 요리사에 의해 최고로 맛을 내지만 각기의 취향에 따라 조미료를 가미하여 먹게 된다. 그래서인지 우리나라 사람들은 항시 먼 곳을 떠나면 물을 갈아먹는다 하여 배탈과 설사를 걱정하며 비상약을 챙기는 것이 습관화되어 있다.

예로부터 농경민족인 우리들은 내 땅과 내 집에 외지인이 오게 되면 경계를 게을리하지 않는다. 조선조 이후 수난을 당해서일까? 전세계적으로 차이나 타운이 발을 못디딘 곳도 한국밖에 없다고 하지 않는가. 우리가 받은 주입식 교육이 상상력을 꺾어놓아 타지에 가면 잠방이가 되는 우리들의 생활 습관이 우물 안의 개구리처럼 느껴지는 것은 외국에 가보면 금세 느낄 수가 있다.

고정화된 두뇌와 음식에서 비롯된 여러 가지 문화가 세계화에 떨어지는 질 낮은 문화생활의 모습을 보여주는 하나의 단면이 되고 있으니, 문민화된 지금의 우리들에게 차라리 지자제 등의 자유는 너무 이른 감이 없지 않을까 생각된다. 연일 깃발을 들고 각 단체들의 농성하는 모습이 국익에 무슨 도움이 될까라는…….

　반면에 큰 땅에서 자연을 보며 자율이 뭔지를 알고 요리를 먹어본 그들은 요리 가운데 서로의 의견을 존중하는 유목민족들의 문화가 배어 있어 합리적인 사고로 누구든 같은 형태의 문화를 느끼며, 그 속의 모든 것을 함축해 보면 합리적인 개성이 드러나 있음을 느낄 수 있다.

　이렇게 한 가지의 사고로 길들여진 상태의 민족에게 재벌들은 종횡무진 돈을 벌 수밖에 없었던 지난날의 행태에서 자율과 합리적인 사고의 등장에 발목이 붙잡혀 헤매는 지금의 우리 현실이 과연 민초인 우리가 왜 손해를 보아야 하는 것인지 정말 답답하고 짜증이 날 뿐이다.

　음식에서 요리라는 패턴이 바뀌어 가듯 우리의 미래를 책임질 어린이들의 교육이 정말 획기적으로 바뀌지 않는다면 우리의 미래가 그리 밝지 못하다는 점을 반세기 전부터 소파 방정환이 지적했는데도 불구하고 남산의 동상으로만 존재하는 이유는 무엇일까라는 생각이 든다.

　이왕지사 음식 같은 이야기로 재벌 이야기를 한마디 더 해보자. 군부 시절에 정치자금을 이용하기 위해 재벌에게는 독과점 품목을 내주었는데 그 품목들은 없으면 안 되는 생필품이었고, 서민들은 쎄가 빠지게 일을 해도 희망이 없는 어두운 사회를 살아온 인생들인데도, 그들이 지금의 위정자들 아닌가! 그러니 나부터도 한몫 챙겨야 된다는 사고로 사업을 하며 외국을 다니면 그들이 우리 속을 모를 리가 있을까?

주부 여러분! 아니, 독자 여러분! 이제 식탁의 차림을 요리로 바꿉시다. 라면이 되었든 떡볶기가 되었든 그릇을 뒤집어 깨뜨리든 스스로 배를 채울 수 있는 모습이라면 놓아두는 것도 요리의 지혜를 얻는 방법이 아닐까 제안을 해본다.

**음식의 변화가 우리 몸에 주는 영향

초등학교에서 학생들을 대상으로 식사 후에 수업을 시작하면서 그들의 움직임을 살펴보았더니, 약 15분 정도는 몸을 제대로 가누지 못하고 산만했으며, 계속 움직이면서 집중력이 현저히 떨어지는 것을 관찰했다. (참고로 그들이 중식 시간에 먹은 음식은 햄버거나 육류가 첨가된 음식이었다.)

고서에 보면 자기가 태어난 고향에서 400㎞ 밖의 음식은 먹지 않는다고 기록되어 있다. 즉 천리 밖의 음식은 체질에 안 맞는다는 뜻이다. 지금의 어린이들이 좋아하는 음식은 어떠한가? 유전자 변형이 된 것은 물론이고, 수입되어 온 고기류에 온통 체질에 맞지 않는 음식들뿐이다. 그러한 음식들을 섭취한 후에 체내의 장기들이 그 음식들을 소화 흡수하기 위해 스트레스를 받는 과정에서 외부로 반사되는 작용이 나타나는 것이다. 이 내용은 모 방송국에서 방영된 적이 있다. 그 후 담당 PD는 정육업자들의 항의 등쌀에 해외로 출장을 가야만 했고, 한동안 무척 힘든 생활을 했다는 후문이 들렸다.

필자가 건강에 관한 식품들을 열거한다면 된장과 김치만큼 훌륭한 음식이 없으며, 남녀노소 누구라도 우리나라 사람에게는 체질에 맞는 음식이라고 권하고 싶다. 된장은 반드시 국산 콩으로 만든 것이라야 효과가 있다는 사실이다. 또한 충격적인 것은 시골에서 먹던 조선간장이 우리들 몸에 무척 좋은데, 요즘의 간장들은 대부분 염산분해 방식으로 단기간에 만들어 공급되므로 우리 몸에 이롭지 못하다는 사실이다. 이러한 내용들은 모두가 자연적인 흐름에 역행하는 것이니 아쉬운 마음이 들며, 필자 역시 그런 역행에서 벗어나지 못하고 살아간다는 점을 안타깝게 생각하고 있다.

**가지를 이용하여 아토피를 쉽게 고치는 방법

예전 빡빡머리 시절에 기계충이라는 종기가 머리에 나면 잉크를 발랐던 기억이 있는데, 두피나 일반 피부에 종기가 난 것은 체내의 독이 피부로 표출된 것이다.

잘 익은 가지를 들통에 10개 정도(그 이상도 무방)를 넣고 2시간 정도 펄펄 끓인 다음 욕탕의 다른 물과 함께 목욕한다. 가지에는 피부를 소독하는 성분이 함유되어 있어 지독한 아토피도 가려움증 없이 가라앉는다. 목욕 후 마른 다음에 죽염과 같은 신선한 소금을 물에 적셔서 찍어 발라준다. 이런 요법으로 하면 환부가 굳어지며 마르기 시작하는데, 보통 7일 정도면 효과를 본다.

이 요법은 필자가 체질 구분법이라는 방식을 이용하여 『알기 쉬운 쑥뜸과 단식』이라는 책을 내고 각계각층의 사람들을 만나던 중 특히 한의사와 양의사들이 많이 있었는데, 그중 피부과 전문의이면서도 氣(기)나 한의에 관심을 가지고 노력하시는 분과 많은 교류를 통해 얻은 일종의 전래 요법이다. 지면을 통해 소개하자면 아직도 휴일이면 어김없이 침술과 약초를 배우면서 스스로의 능력을 배양하는 데 힘쓰는 그 분의 행동이 대단한 열정이 아니고는 정말 어려운 일이라고 생각한다.

그렇다면 이러한 열정은 어디서 나오는가? 단적으로 표현하자면 현대의학의 한계를 느꼈기 때문이라고 본다. 왜냐하면 양약으로는 한계가 있고 약을 자주 사용함으로써 면역력의 파괴라든지 다른 장기에 위해를 주기 때문이다. 인천 가는 길목에 소재한 이 병원(032-522-0077, 원장 문준호)은 피부과를 전문으로 하고 있다.

1-2. 이런 환경에는 아침에 생수 한 잔이 보약

일반 가정에서 잠자리에 들 시간이 되면 문단속을 철저히 하게 되는데, 바깥의 찬공기가 유입되는 걱정 외에도 먼지가 많이 들어오는 것에 대한 염려 때문이다. 높은 고층 아파트의 경우도 예외는 아니다. 실제로 문을 열어놓게 되면 이름 모를 먼지가 까맣게 쌓인다.

이러한 집의 내부는 입구의 신발장과 세탁소에서 찾아 온 세탁물이나 침대, 마루, 벽지 등이 돌과 천연이 아니라 면 모두 유해한 물질로 구성이 되어 있다. 이런 물질들은 열을 받으면 더욱 휘발성이 강하여 소재가 가지고 있는 각각의 독소를 내뿜는다. 사람들은 대부분 환절기에 몸의 상태가 나빠진다. 환절기에 가정에서 실내 온도를 높인다 는 점을 생각하면 쉽게 납득이 간다. 즉 실내 온도를 높이 는 과정에서 휘발성 발암물질인 VOC가 많이 발생한다. 더구나 요즘에는 집을 짓는 공법이 더 발달하여 소위 외 풍이 훨씬 줄어들고 내부와 외부의 공기가 전혀 교류되지 않는다.

예전에는 연탄불의 온돌방 아랫목에서 잠을 청해도 잠 이 잘 오지 않을 정도로 외풍이 심해서 문가나 윗목에 떠 놓은 물이 얼기까지 했던 기억이 있다. 엉터리 집을 지은 업자들의 집이 건강을 지켜준 셈이다. 이런 상태에서 잠 을 청하면 폐로 들이쉬는 호흡과 기도를 통해 위로 침입 한 실내의 오염된 공기가 몸을 자극하게 되어 바른 자세 로 잠을 청하지 못하게 되며 사방팔방을 휘젓고 자게 되 는데, 부모들은 잠자리 타령만 한다. 이런 증세는 몸의 장 기가 견디기 어려워 몸이 괴로워하며 비트는 현상이다.

이렇게 장시간 시달리다 보면 오장육부의 기능은 저하 되어 비만, 변비, 면역력 저하 등이 생기고 만다. 뿐만 아

124

니라 이름 모를 질병에 걸릴 확률이 훨씬 높아질 것이다. 공기가 아주 좋은 곳에 전원주택을 가지고 있는 사람들이 어쩌다가 시간을 내어 야간에 잠이라도 자고 나면 개운할 줄 알고 창문을 꼭꼭 닫고 잠을 청하지만 아침에 일어나서 개운하지 못한 원인이 모두 실내 내장재에 있는 것이다. 지위가 높은 분일수록 심하다는 것을 일러둔다.

이렇게 복잡미묘한 환경 속에 이것저것 피하고 건강하게 사는 분도 밤새 오염된 공기와 씨름을 했으니, 차라리 차가운 냉수 한 잔을 일어남과 동시에 움직이지 않고 마시는 것이 보약이 될 것이다. 꼭 이유를 달자면 일어나 움직이면 각종 장기는 일을 하게 되어 분비물과 화합하게 되므로 아침부터 고단한 일과를 시작하기 때문이다.

집을 막 사서 새 집으로 이사를 한 후 병을 얻는 예가 종종 있는데, 터가 나쁘니 잘못 이사왔느니 해서 불안한 마음으로 점집을 찾는 이들이 있다. 새 집의 내장재에는 더욱 많은 문제가 내포되어 있다. 내장재를 천연으로 못할 바에는 아침의 물 한 컵이 오염된 내장을 씻어내리는 역할을 할 것이니, 꼭 일어나자마자 생수를 마셔서 내장재의 오염과 싸우도록 하자.

1-3. 망조들린 목욕문화와 찜질방

역사적으로 기가 쇠한 때의 시절에 목욕문화가 성행했

다. 흔히 감기가 들어 병원을 찾으면 의사들은 목욕을 삼
가라고 한다. 이유는 모르겠지만 목욕을 하면서 기를 소
모하기 때문으로 풀이한다.

바빠진 현대 생활에서 24시간 영업을 하는 목욕탕에 찜
질방이 유행이고, 저렴하기 때문에 휴식을 취하러 사람들
이 많이 모인다. 과음이나 피로, 또는 연속적인 스트레스
를 날릴 장소가 없으니까 아무 생각 없이 한증막에서 장
시간 지지다 보면 피부는 점점 피로해져 가고 오장육부는
힘들어지는데, 충격요법이라고나 할까 그것을 시원하게
생각하는 이들이 많다. 참으로 잘못된 상식이다. 운동을
통하지 않고 땀을 내어 시원함을 느낀다면 상식에서 벗어
나는 것이다. (가스통에 긴 호스로 구멍을 내어 불을 붙이
면 연료가 되지만, 통 안에 직접 열을 가하면 폭발하는 원
리와 같다.)

더구나 찜질방이 요사이 빠른 시간에 많은 변천을 해서
돌을 달군 불덩이는 없어지고 역시 목욕탕(사우나)의 시
설과 비슷하게 눈가림하고 아웅 하는 시설을 많이 해놓았
다. 그것도 주말이면 서민들이 즐거움을 느끼기 위해 휴
식처로 가는데 초만원이다. 업주 입장에서는 온도를 맞추
려다 보니 통풍을 잘 안 시킨다. 그 좁은 공간에 무척 많은
사람들이 살인이라도 일어난 것처럼 모여든다. 모두들 호
흡기가 망가지고 있다. 우리나라의 의료수치에서 폐병
(암)이 얼마 안 되는 기간에 1위로 바꾸게 하는 데 일조한

내력이다.

　돌을 달구는 업소 또한 통풍을 잘 안 시키면 대류 현상에 의해 먼지는 말할 수 없이 많이 난다. 입을 막는 방독면을 쓴다면 모르겠지만……. 하여튼 농경민족의 후예인 우리 조상들의 초가집과 황토집은 정말 지혜롭기 한이 없다 (물자가 개발 안 된 것도 있지만). 이런 먼지를 쐬고 나면 기름진 돼지고기가 제격이다. 탄광촌의 인부들이 목과 후두부의 청소를 위해 돼지고기를 먹는 것은 오랜 관행이다.

　이런 사실이 아니더라도 고대문명이 망가진 이유 중의 하나는 사우나 문화이다. 기가 쇠하여지므로 판단력이 흐려지고 퇴폐의 온상이 발원하는 계기로 볼 수 있다.

1-4. 게으른 것은 병이 된다

　특별히 불치의 병이 갑자기 오는 경우나 선천적인 병을 제외하고 오는 병들은 대부분 게으르기 때문이다. 태어날 때부터 선천적인 기형이야 부모님 때문이지만, 각종 성인병이나 만성질환들은 관찰해 보면 게으른 습관에서 벗어나지 못하는 것으로 판단된다. 누구나 하루 일과 중에 한 시간 정도 짬을 내어 운동을 한다면 대단히 건강한 삶을 누릴 수 있다는 것을 알고 있다. 그런데 생각만 그렇지 실제로 행동에 옮기지 못하는 것이 현대인들이다.

요즘 현대인들은 아침에 자가용이나 대중교통을 이용하면서 운동량이 없는 상태로 출근하여 내근직의 경우 컴퓨터를 벗삼거나 책상머리에 앉아 콘크리트숲과 독에 둘러싸인 내장재 틈에서 일과를 보낸다. 저녁에 술자리라도 있다면 앉아서 말로 스트레스를 풀어버리는 것이 고작이며, 귀가해서는 취기에 잠을 청하거나 일상적인 날이면 TV 시청이 고작이니 무슨 운동인가. 그래도 건강을 지키는 사람이라면 1주일에 한번쯤 조기 축구회라든지 등산 등의 운동을 통해 피로를 푸는 것이 가장 현명한 방법이 아닐까 한다.

그러므로 어르신들이 특히 다리가 아파서 걷지 못하는 퇴행성관절의 예를 보더라도 운동 부족에서 오는 병이라고 할 수 있다. 거기에 반하여 중국 노인들은 단체로 체조를 하는 습관이 있어서인지 허리가 굽은 경우나 다리가 아파 걸음에 장애가 있는 경우가 별로 없다. 따라서 운동을 하거나 규칙적으로 움직이려면 게으르지 않으면 된다. 게으름, 그것은 만병의 근원이다.

중병을 가지고 있을 때 그 병이 발생한 원인이 반드시 있기 때문에 전문의들은 생활습관을 구체적으로 물어본다. 그런데 환자들은 누구나 자기 병이 쉽게 빨리 낫기를 바라는 것이 공통된 견해일 것이다. 진단하여 발병으로 판정나면 반드시 병의 진행된 기간이 있게 되는데, 그런 것을 환자 자신은 알면서도 무엇이든 단 한번에 완쾌되리라는 허무맹랑한 생각들을 하게 된다. 걸린 기간만큼 낫는 기간도 필요한 것이 자연의 원리이다. 스스로 병의 원인을 잘 판단하여 꾸준히 노력하면서 병이 물러설 시간과 여유를 가져야 한다.

한때 유명한 코미디 배우인 고 이주일씨가 폐암선고를 받고 금연운동을 하면서 운명을 달리 했는데 뒷이야기가 매우 인상적이다. 병원에 입원하고 있을 때 주변의 비슷한 환우들이 날짜가 지나면서 완쾌되어 퇴원하는 경우는 드물고 대부분 사망 소식이 전해지자, 무슨 병원이 사람이 나아서 퇴원을 해야 하는데 다 죽어 나가니 죽어가는 사람들의 대기실이 아니냐고 비아냥거리는 절박한 이야기를 했다는 후문이다.

방사선 치료는 일반적인 상식으로 급격한 변화를 신체에 주기 때문에 환부만 치료를 하는 것이 아니라 정상적인 세포에도 문제를 야기시킨다. 그러므로 외견상으로 머리가 빠지거나 신체의 다른 부위에 병자의 모습을 더 확대시킨다. 뿐만 아니라 체내의 기력을 약화시켜 본래 치료하고자 하는 암뿐만 아니라 모든 것을 잃게 된다고 볼 수 있다. 예컨대 병이 발생하는 여러 가지 경로는 대부분 적절하고 규칙적인 생활에서 벗어나 급격한 스트레스나 불규칙한 생활에서 오장육부의 장기 중 약한 장기에 반복되어 병이 생기기 때문에 게으른 습관을 바꾸는 것이 장수의 중요한 비결이라 하겠다.

🐾 잠깐 쉬어 가는 곳

골프공으로 피로를 줄이는 건강방법

병원에서 안 되는 아픔을 잡학을 통해 건강을 찾고 힘을 얻으니 나에게 조그만 재주가 있다면 누구를 만나든 쓸 때 헛소리라도 하여 스스로의 스트레스를 풀어버리곤 한다. 그러던 중 개인적으로 스포츠 마사지 가게를 열어 운영을 하고 있는데, 그중 간단히 여행자들에게 편히 쉴 수 있도록 골프공의 건강 미학을 알려드리고자 한다.

발바닥은 오장육부의 집합체라고 볼 수 있으니 발이 시원하면 온몸의 컨디션이 쾌청하다. 따라서 발의 반사구를 스스로 골프공에 올려놓고 전후좌우로 굴려 힘을 가하면 발 마사지보다 더 좋은 효과를 얻는다. 직장에서나 사업장에서, 특히 앉아서 근무를 하는 분들에게는 매우 유익한 피로 회복법이다. 단 운전자들이나 차내에서는 절대 금물이다. 만일 차내에서 문제가 생기면 저승길이 시원하게 보이므로 주의 바란다.

바닥에는 피로한 물질이 쌓이는데 그것이 요산이다. 요산이 뭉치면 뭉친 부위의 해당 장기가 피로해지는 것이다. 그것을 둥글고 볼록한 골프공에 문지르면 조금씩 퍼져서 시원함을 느끼는데, 불과 10분 정도로 효과를 얻을 수 있으니 먼 여행 중에는 (특히 항공기를 이용하는 여행) 반드시 골프공 하나쯤 휴대하기를 바란다.

[참고] 발 반사구 그림

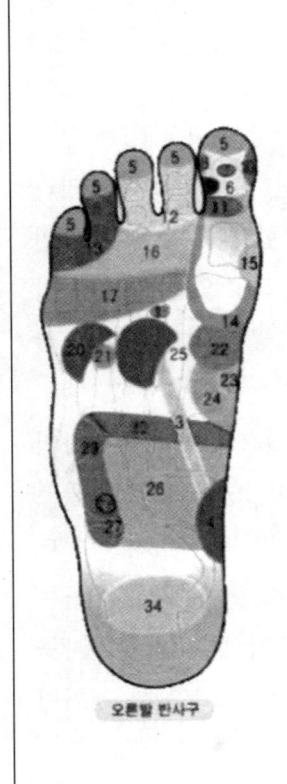

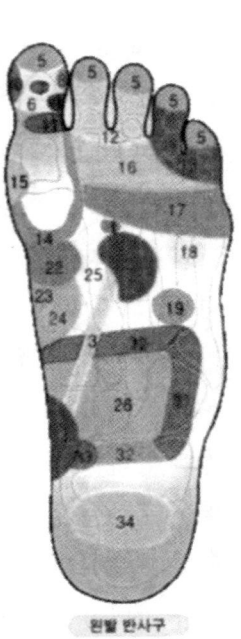

1. 부신
2. 신장
3. 수뇨관
4. 방관
5. 전두동(건망증)
6. 대뇌
7. 뇌하수체
   (호르몬, 균형)
8. 삼차신경(안면신경)
9. 소뇌(신체의 균형)
10. 코
11. 목
12. 눈
13. 귀
14. 갑상선(비만, 부정맥)
15. 부갑상선
    (칼슘흡수장애)
16. 승모근(어깨근육)
17. 폐, 기관지
18. 심장
19. 비장
20. 간
21. 담낭
22. 위
23. 췌장
24. 십이지장
25. 복강신경총
26. 소장
27. 맹장
28. 회맹판
29. 상행결장
30. 횡행결장
31. 하행결장
32. 직장
33. 항문
34. 생신선

오른발 반사구

왼발 반사구

1-5. 겨울에는 강과 바다 그리고 여름에는 산

나무는 참 미련하다. 움직이지 못하니까 말이다. 어쩌다 나무로 태어나서 다리를 못 쓰는지 안타깝다. 내가 조물주라면 나무에 다리를 주겠다. 그래서 가고 싶고 보고 싶고 서고 싶은 곳이 있다면 스스로 움직이며 살았으면 좋겠다.

봄에 나무에서는 잎이 돋아난다. 터에 있는 양분을 먹으며, 그리고 잎에서 탄소동화작용으로 맑고 고운 산소를 뿜어낸다. 꽃이 피는 더운 여름에 그늘을 주고, 새와 곤충들의 놀이터가 되어주기도 하며, 산들바람에 노래도 부른다. 가을이 되면 숨을 멈추고 잎을 떨어뜨린다. 추운 동면을 하기 위해서이다. 나뭇가지 끝자락에 기운을 주지 못하기 때문이다. 그러다 보니 겨울에는 나무에서 나오는 산소가 부족하기 때문에 산이 주는 혜택으로는 땀을 흘리고 지기를 받는 것이 전부이다. 나무에 미안한 말이지만 겨울은 영양가가 없는 계절이다. 그래서 운동을 하는 의미는 산행 외에는 나무로부터 받는 건강은 그리 없다는 사실이다.

고요한 바다를 생각하면 참 우습다는 생각이 든다. 나무보다 더 잘 움직이며 무서운 놈이다. 잠잠히 있다가도 갑자기 바람이라는 놈과 춤을 추면 무섭게 돌변한다. 태양이 내리쬐는 것 같은 따뜻한 기분을 가지고 있는 것 같아도 항상 음험하다. 그래서 물과 같은 기운을 가진 사람도 음흉하다. 절대로 손해 보는 짓은 안 한다. 짜고 움직여 썩지도 않으며 늙지도 않는 척한다.

바닷가의 오래된 가옥들은 바다로 향한 창문은 절대로 만들지 않는다. 해풍의 무서움 때문이다. 닿기만 하면 무조건 죽어버린다. 사람에게는 노화를, 식물에게는 성장의 멈춤을, 그 밖의 건자재에는 부식을 주는 무서운 기질을 가지고 있다. 여름에는 특히 심하다. 그것은 태양에서 내리쬐는 열로 인한 온도 상승으로 수분을 더욱 많이 함유하고 그 수분에는 염기가 더욱 많이 포함되어 있기 때문이다. 따라서 여름에는 바다를 피하는 것이 건강에 이롭다. 잠시 해수욕이야 무슨 문제가 되겠는가만은 항시 접한다면 반드시 문제가 생긴다. 우리 몸에는 적당량의 염분이 피에 함유되어 있으며, 스스로 염분을 조절하는 기능을 가지고 있다.

정신 건강 - 2

1. 말을 줄여라

감자나 고구마는 뿌리가 열매가 되는 고급 식품이다. 때로는 줄기도 필요할 때가 있는데 열매를 크게 키우자면 줄기를 쳐주어야 하고, 반대로 줄기가 필요하면 줄기를 풍성하게 키우면 된다.

인간사도 마찬가지인 것이 속이 깊은 사람은 말이 적고 담백하다. 속이 얇은 사람은 말이 많고 중상모략을 잘한다. 우리들이 겪고 있는 정치가들처럼 말이다. 말에는 약이 있고 독도 있다.

2. 인간을 가장 자연스러운 상태로 만들어주는 자연분만

곤충왕 파브르가 산에서 우연히 어떤 곤충을 바라보다가 알과 같은 고치에서 새끼가 태어나는 모습을 보았다. 잠깐이었지만 바둥거리는 모습이 너무 힘들어 보여서 쉽게 나오게 가장자리를 찢어주었다. 아마 힘이 덜 들 거라는 생각에서 그랬을 것이다. 새끼여서 비틀거리며 조금 시간이 지나면 걷고 또 날을 것이라고 생각했던 모양이다. 조금 후 이내 곤충은 동작을 멈추고 죽고 말았다.

일본의 여자 권투선수를 초청하여 한국의 여자 권투선수와 시합을 벌여 한국 선수가 심판의 전원일치 판정승을 거두었다는 이야기가 뉴스거리로 흘러나오고 있다. 아마도 세계 챔피언의 꿈을 가지고 있는가보다. 남자처럼 생긴 모습이 튼튼해 보였다. 권투는 남을 때려야 하는 직업이다. 그것도 아주 죽도록 말이다. 권투선수를 길러내는 코치와 트레이너 그리고 주변의 가족들은 마음을 졸여 가며 링 밖의 기원자가 되고 만다. 선수는 적당한 규칙 안에서 적과 싸움을 해야 한다. 인생의 항로 역시 마찬가지이며, 링 안은 인생의 축소판이다. 누군가가 도와주는 것은 항상 한계가 있다.

일전에 어떤 아주머니와 딸이 나에게서 단식을 통한 쑥뜸을 배우며 장시간 인연을 맺은 적이 있었다. 아들 한 명이 몸이 안 좋아서 사회생활을 정상적으로 하지 못해 이런저런 고생을 했다고 하면서 수많은 재산을 까먹은 이야기를 비롯하여 결혼과 이혼 그리고 지금의 생활을 들려주었는데, 마치 권투선수나 파브르의 곤충 이야기를 듣는 것 같았다.

지난해 국민건강보험공단이 발표한 신생아 가운데 제왕절개수술로 태어난 아이들이 무려 43%나 된다니, 이 얼마나 놀라운 사실인가? 세계보건기구(WHO)가 권장하는 제왕절개율 10%보다 4배가 넘어 깜짝 놀라지 않을 수 없었다. 뿐만 아니라 미국이나 구라파보다도 2배가 넘는 실정이다.

제왕절개는 과연 무엇인가? 시저라는 로마 공화정 시대의 황제, 즉 율리우스 카이자르가 제왕절개수술로 태어났다는 내용에서 유래했다 한다. 막말로 칼맞은 아이들이 출산 중에 하나가 되는 셈이다. 한마디 더하자면 임도 보고 뽕도 따고 생명의 가치 판단을 역자연적으로 만들어가고 있는 것이다. 간단한 마취로 고통도 줄이고, 병원비의 증가에는 신경 쓸 일이 없다는 이야기이다. 산모나 아이의 생명이 위급할 경우에만 하는 방법인데, 그렇다면 우리나라의 아이들은 두 명 중 한 명이 위급한 상황일까?

나의 아내가 직장에 잠시 다니면서 어디서 건강검진을 받았는데, 자궁에 물혹이 생겼다 하여 징징 울고 난리가 났었다. 결국 병원에 1주일 동안 입원하여 수술을 마치긴 했지만 답답한 노릇이다. 뿐만 아니라 40대 이후 여성들은 30%가 넘게 물혹 등 자궁에 병적인 요소를 가지고 있다고 한다. 예전의 할머니들에게는 없었던 병들이다.

요사이 산부인과에서 아이들을 낳는데 50% 이상이 제왕절개수술을 하고 낳는다고 한다. 산모의 고통과 병원비의 수익 구조 그리고 간단하고 편리함을 추구하기 위한 계산적인 아이 만들기이다. 거기서 끝나는 것이 아니라 배에 남은 수술 자국 안에는 양수가 터져나와서 같이 배출되어야 하는 잉태의 찌꺼기인 어혈과 불필요한 잔량(?)들이 함께 배출되어 깨끗해진 산모의 몸을 가지지 못하니, 아이도 산모도 자라고 늙으면서 건강해질 리 만무하다.

외국에서 본 것 중에 종교적인 이유인지는 모르겠지만, 레바논 사람들은 대부분 산아제한을 하지 않아서 아이들이 보통 7~8명이 넘게 기르고 있다. 대부분 그들은 아이들과 건강하게 살아간다. 전반적인 이유는 자연분만과 약으로 인위적인 피임을 하지 않기 때문이다.

자연적이지 못하면 인공적이고 자연과 화합할 수 없는 인간의 생태계가 찌그러진다는 것을 왜 모르는가? 그것은 여성의 출산에 대한 잘못된 인식과 수술이 안전하다는 그릇된 생각이 잘못 전달되어, 살이 찐다는 설과 나이가 더 먹으면 자연분만은 위험하다는 것이다.

이 모든 것은 자궁을 소유한 당신의 결정에 달려 있다. 자녀와 함께 건강한 자연을 만끽하려면 어떤 달콤한 유혹이라도 넘어가지 말아야 한다. 누구든지 자연분만으로 아이를 낳읍시다. 여러분, 당신의 자궁은 안녕하십니까?

3. 나만의 착각인가? 불임이 되는 원인

내가 아는 후배 중에 뚱뚱이 현주라는 미시가 있다. 방배동에서 김밥집을 잘하고 있는데, 얼마 전까지 생활습관이 약간 틀려 밤낮을 거꾸로 살다가 결혼했지만 계획인지는 몰라도 아이가 없다. 그리고 일본에 사는 중년 부부도 (이름은 밝히지 못함) 그렇고, 주변의 신혼 부부들이 이유 없이 임신을 못하는 이유로 고통을 받고 사는 경우가 의외로 많이 있다.

이들의 공통점은 모두 배가 차다. 배꼽 주변으로 오장육부의 상응점(오장육부의 건강 상태를 알 수 있는 지점)이 있는데, 배가 찬 사람의 경우에는 무엇이든 잘될 이유가 없다. 즉 건강이 안 좋다는 이야기이다. 몸이 아픈 것을 억지로 참아내게 되면 정신력이 뛰어나다고 말할지는 몰라도, 육체는 정신력으로 버티는 데 한계가 있는 것이다. 그것은 우리 몸을 구성하는 하나하나의 세포가 생명의 한계를 가지고 있는 생물이기 때문이다. 그러면 배를 따뜻하게 하는 것들이 있어야 하는데, 예전에 우리 조상들은 땔감을 가지고 아궁이(필자가 가장 많이 써먹는 말)에서 불을 지핀 적이 있다. 그 따뜻함 때문일까? 방구들의 따뜻함 때문일까?

하긴 요즘에는 침대 생활이 보편화되어 있으니 어린아이들은 전혀 모르고 자고 있다. 착각을 하지 말아야 할 점은 대기(방안이나 거주하는 곳)의 온도가 따뜻해지는 것과 어떤 매체를 통한 따뜻함은 엄격히 구분되어야 한다는 것인데, 그 점을 알아보자.

원적외선의 원리이다. 원적외선에는 열과 빛이 있는데, 피부를 뚫고 몸 안의 내부까지 덥혀주며 체내의 쓸모없는 바이러스를 죽이기도 한다. 장작이나 방구들에서 나오는 열에는 원적외선이 포함되어 있지만, 대기의 열(요즘 아파트 내의 온도)이나 침대에서 전기장판의 열은 체내의 건강과 전혀 무관하며 오히려 해를 준다는 사실이다. 그래서 요즘에는 돌침대 등이 건강 상품으로 각광을 받고 있지만, 자연의 열이 아닌 전기적인 열이 왠지 찜찜하다. 아무튼 자연의 빛을 받지 못하고 자란 사람들이 잉태를 했을 경우 아이들의 건강을 책임지지 못한다는 사실이다.

즉 불임의 원인은 필자가 아는 바로는 90% 이상이 배가 냉하여 오는 경우이다. 왜냐하면 정자나 난자가 착상을 하는 데는 적당한 온도가 필요한데 온도가 맞지 않으면 잉태 역할의 운동량을 갖지 못하기 때문이다. 이런 때 배의 온도를 높여주는 것은 쑥뜸이 최고이다. 간접구로 따듯하게 덥혀주면 불과 한 달도 못 되어 배가 따듯해지면서 두통과 생리통 등 체내의 통증이 사라진다. 여성의 질, 냉대하 등의 병적인 문제도 해결된다. 뿐만 아니라 기력을 찾게 되고 몰라보게 피부가 고와지는 현상이 동반된다.

배가 차면 손이 찬 경우가 대부분인데, 남성이든 여성이든 사회생활의 구성원 역할을 가장 효과적으로 하려면 배가 따듯해야 된다는 점을 꼭 기억하기 바란다. 첨언할 것

은 운동을 적당히 매일 하는 사람은 절대 배가 차지 않다
는 점이다.

☞ 여성들이 남성화되면서 잃어가는 것들 ☜

1. 피부가 좋아지는 이유

여성이라면 누구나 예쁜 피부를 갖기 원한다. 인체를 둘러
싼 피부의 컨디션을 주관하는 기관이 있다. 우리 몸의 오장
육부 중에 대장과 폐장이다.

대부분 대장과 폐장이 크거나 실한 사람은 남녀노소를 불
문하고 피부가 곱다. 설령 피부가 좋지 않더라도 반점이나 여
드름, 알레르기 등 피부에 이상 징후가 나타나는 것은 우리
몸에 전해지는 독소 때문이다.

독소에는 두 가지가 있는데
첫째는 마음의 독소이며 그 주범은 스트레스이다. 심한 스
트레스는 피부를 경직시키고 혈액순환을 장애하는 요소를
가지고 있다. 스트레스를 받으면 정상적인 때보다 아드레날
린이라는 물질이 많이 분비되어 신체의 구조에 균형감각을
잃어버리게 하므로 당연히 피부에 문제가 생긴다. 물론 피부
만 문제가 생기는 것이 아니라 인체의 모든 기관에 능력 저
하 현상을 발생시킨다.

둘째는 환경 독소이다. 앞서 서술한 대로 폐를 통한 호흡을 하면서 독소를 마시게 되면 피부는 상하고 만다. 여성은 얼굴에 이상이 생기면 대단한 스트레스를 받는다. 그러면 원인이 무엇인가를 스스로 진단하여 찾아보기로 하자.

**면역력이 떨어지는 여성과 어린아이들의 피부나 호흡기에 이상이 생기는 경우

특별한 경우가 아니면 실내 공기의 오염이라고 보면 된다. 사리판단이 떨어지는 어린아이들이 많은 시간을 보내는 곳은 집이다. 창밖의 먼지가 들어올까봐 걱정 때문에 밀폐된 집에서 깨끗이 주거를 하는데도 불구하고 아이들은 대부분 천식이나 피부에 문제를 앓고 살아가는데 대다수 도심지의 아파트군이라고 보면 된다. 주범은 내장재에 가장 많이 사용되는 벽지와 장판이다. 내장재를 구성하는 요소는 퇴비의 3요소인 질소, 인산, 가리와 같이 어떤 집에서나 같이 구성되어 있다.

하나는 벽지와 장판을 구성하는 원료가 유기화합물이라는 것이다. 유기화합물에는 인체에 치명적인 독소가 포함되어 있으며, 실내에서 방향제와 같이 아주 서서히 우리에게 독을 전달하고 있다. 특히 신축 아파트나 주택의 경우는 더욱 심하다. 그런데 부실 시공한 건축물은 조금 덜하다. 왜냐하면 엉성한 시공으로 인해 여기저기 구멍이 나서 공기가 유통되기 때문이다.

둘은 내장재를 시공하는 데 사용되는 접착제로 생각하면 된다. 예전에 전문 도배사가 귀할 때에는 방 한 칸 마련해서 풀을 쑤어 가지고 값싼 종이 벽지를 손수 붙이면서 생활을 했는데, 전문화된 요사이에는 벽지를 스스로 바른다는 것이 쉽지 않은 일이 되었다.

그러므로 벽지를 바르는 도배사들이 시공을 빨리 하려다 보니 순수한 풀보다는 강력한 접착력이 있는 접착제를 풀에 섞어 사용하거나 심지어는 직접 사용하기도 한다. 요즘의 추세는 내용보다 미관에 더 비중을 둔다.

*면역력

면역(Immunity)이란 외부로부터 침입하는 미생물, 동종의 조직이나 체내에 생긴 불필요한 산물들과 특이하게 반응하여 항체를 만들며, 이것을 제거하여 그 개체의 항상성을 유지하는 현상이다. 즉 면역반응이란 자기(Self)와 비자기(Nonself)를 식별하는 기구이며, 비자기 항원으로 인식하고 특이하게 항체를 형성하여 이에 대처하며 처리하는 연쇄적인 반응이라 할 수 있다. 인체는 세균이나 바이러스 같은 미생물의 공격을 끊임없이 받으면서 살아가게 되고, 이러한 이물질의 침입을 방어하여 승리했을 때는 살아갈 수 있게 되지만, 이물질과의 싸움에서 패할 때는 죽게 된다. 이러한 싸움을 담당하는 것은 면역계로 인체의 방어기능을 담당한다. 이러한 면역기능은 모든 사람이 각각 다르며 유전되기 때문에 한 집안에서 집단적으로 간질환 환자가 발생되기도 한다. 후천적으로는 영양, 연령, 환경과 관련되어 있다.

공사 중에 평면이 고르지 못한 벽에다 접착제를 사용한 종이 뭉치를 덧대어서 평면을 맞추기도 하는데, 이때 시간 부족으로 접착제를 사용하는 것이다.

셋은 실내의 온도이다. 아무리 추운 겨울이라도 감기에 걸리는 것보다 나을 것으로 판단하고 실내를 덥게 하려다 보니 내장재는 열에 의해 유기화학물질을 내뿜는 것이다. 차라리 차게 자면 화학물질의 방사는 현저히 줄어들 것이다. 이쯤에서 상식으로 알아두어야 할 점은 모든 만물을 움직이게 하는 것은 열이라는 사실이다.

이와 같은 유독성 내장재는 책상, 컴퓨터, 창가에 덧대는 몰딩 등이 있으며, 조금 쌈직한 물건들은 대부분 이러한 소재로 구성되어 있다.

2. 의료업계에서 진정으로 해야 할 일

예전에 우리 조상들은 자식들을 많이 낳아 길렀다. 그렇게 다산을 한 이유는 위생관리가 엉망이라 자식들이 제명에 살지 못하고 성장과정에서 많은 병들로 죽었기 때문이다. 어찌 보면 지금 시대에서의 시각으로는 간단할 정도의 어이없는 병에 걸려서도 부모들의 무지에 의해서 죽은 경우도 있었으리라.

산업사회의 발달로 의료 혜택을 너무도 잘 받는 친절한 느낌이지만, 천연의 농경사회를 탈피한 21세기는 그야말로 유기화합물의 시대를 맞이한 것이다. 여러 경로로 볼 때 유익한 면도 충분히 가지고 있지만 결론은 건강을 해치는 환경을 스스로 만들어버린 결과를 초래하고 말았다. 이런 환경에서 주변의 의료인들이 발병 후의 처방과 진단에서 경쟁이라도 하듯이 경영을 하는데, 이 시점에서 중요한 것은 예방의학이라 생각한다.

주변 환경의 변화를 미리 예방하여 발병이 되지 않고 건강한 사회를 이끌어갈 수 있는 마인드가 필요하다고 생각하는데, 의료수가로 인한 분쟁으로 인해 청사에서 머리띠를 두르고 농성을 하는 것은 반가운 이야기가 아닐 것이다. 의약분업이나 신약의 개발 등은 병이 발병 후의 연구를 뜻한다. 근원적인 병의 발병 전을 연구하여 환경 개선에 앞장서야겠다.

뉴질랜드는 환경국가의 모범이 되는 곳이다. 공장을 짓지 않으며, 화학물질로 제조된 생산품은 수입에 의존하여 사용하므로 제조품은 가격이 비싼 편이다.

환경의 변화로 이름 모를 병이 도처에서 발병한다. 치료를 못하고 죽어가거나 장애를 입는 상황은 이 시간에도 누구에게나 주어질 수 있는 무서운 세상을 살아가고 있는데, 후세에 어떤 환경을 물려주는가에 따라 국가의 보건과 흥망이 달려 있는 것이다. 이런 상황에서 상시적으로 복용하는 약들조차 면역력을 파괴하고 있는 사실은 의사나 약사가 약을 복용하지 않는다는 점에서도 주변의 환경을 예의 주시해 가며 예방의학에 심혈을 기울여야 한다고 생각한다.

탈권위에서 벗어나 히포크라테스의 선서문처럼 밀알이 되어 살아왔던 우리들의 조상 허준 선생처럼 이 시대를 살아가는 의료인이 진정 필요할 때라고 생각한다.

3. 체질 이야기

3-1. 폐와 대장은 피부를 주관한다

우리 몸은 오장육부의 기능으로 구성되어 있다. 더러는 육장육부라고도 하는데, 여기서는 오장육부로 하자.

오장육부의 기능은 모두가 중요하며, 단 한 가지의 기능을 상실해도 건강은 매우 위험한 상태로 되어버린다. 양의학이 도입되기 이전에 우리 선조들은 한의학에서 비롯된 의술을 사용하거나 주술적인 샤머니즘으로 치료를 해왔다.

진맥을 보거나 생년월일로 건강의 상태를 판단했는데, 이것도 저것도 아닌 중병의 환자는 무당에게 의료행위를 맡겨두었던 것이다. 성경에 예수께서 이르기를, 병은 곧 귀신이라는 구절이 있는 것은 귀신을 쫓아낸즉 병을 물리친 경우를 알 수 있다.

오장육부의 기능은 주로 음양오행으로 구성되어 있다. 흔히 음양오행을 미신으로 치부하는 경우를 많이 보게 되는데, 그것은 결코 옳지 못하다. 왜냐하면 누구든 우리들의 조상이 정확하게 누구인지 잘 모르기 때문이다. 진화론이나 성경 그

리고 수많은 역사가들의 이야기가 과학적인 논리로 증명되
어 있지 않기 때문이다. 그것은 세상에 존재하는 여러 가지의
종교를 보아도 알 수 있는 것이다.

　각각의 장부는 음과 양의 구분으로 되어 있으며, 서로 상생
과 상극을 하기 때문에 오장육부의 구성이 태어난 날과 밀접
하게 연관이 있다. 그런데 문제는 의료인들의 영업시간에 유
도분만으로 새 생명이 탄생하는 것은 자연의 순리에 순응하
지 않는 것이어서 무엇보다 아쉬운 점이라고 할 수 있다.

　장부에는 음(陰) 장기로 간장, 심장, 비장, 폐장, 신장이 있
으며, 양(陽) 장기에는 담낭, 소장, 위장, 대장, 방광으로 구분
되어 있다. 필자의 『알기 쉬운 쑥뜸과 단식』이라는 저서에 보
면 체질 분석법이 있는데 편의상 예를 들어보자.

　1997년 3월 12일(양력) 오전 10시에 태어난 어린이를 보면
음력으로는 1997년 2월 4일이 된다. 즉
　정축(丁丑)
　계묘(癸卯)
　계축(癸丑)
　정사(丁巳)인데
　목화토금수에 배당을 하면
　정축(丁丑)---화(火), 토(土)
　계묘(癸卯)---수(水), 목(木)
　계축(癸丑)---수(水), 토(土)

정사(丁巳)---화(火), 화(火) 이다.

그러면

목---1

화---3

토---1

금---0

수---3이 된다.

그러므로 금의 기가 하나도 없기 때문에 폐와 대장이 적게 태어났다는 것이고, 이런 아이들은 호흡기 질환이나 대장 질환에 매우 취약한 신체구조를 나타내는 것이다.

3-2. 우리 몸의 간은 900냥

몸의 독소를 제거하는 일을 하는 장기는 간이다. 간은 장기 중에 가장 많은 일을 한다. 하루 종일 잠을 자도 피곤한 것은 간이 역할을 충분히 하지 못하기 때문이다. 간은 담(쓸개)과 같이 붙어 있고, 오행으로는 목(木)에 해당하며 유일하게 재생이 된다고 한다.

간이 작은 분들은 우선 술을 마시지 못하는 체질이다. 술을 분해하는 효소가 적기 때문에 알코올 성분이 들어가면 무리하게 되므로 술을 멀리 해야 장수한다.

40대 이후에 간이 급격히 나빠지는 증상으로는 시력이 나빠지고 온몸에 빨간 선인장 열매처럼 아주 작은 반점이 나타나기 시작한다. 이런 분들은 머리에 염색을 하거나 화장을 많이 하는 것은 이롭지 않다. 염색약은 두피에서 피부로 흡입된 후 간이 고생을 하게 된다.

요즘 천연기념물로 지정된 헛깨나무가 좋다고 한다. 필자도 먹어보았는데 장복을 해야 하는 것으로 알고 있다. 흔히 오행상으로는 청색이므로 청색의 음식을 권한다. 청색에는 배추, 무의 푸른 띠, 다슬기, 고동, 미역, 파래, 김 등 푸른색을 띤 음식은 무엇이든 다 좋다. 특별히 소나무에서 기를 많이 발생하니까 혹시 산에 가면 소나무에 기대거나 안고 있으면 대단히 맑아진다. 갑자기 스트레스를 받아 간이 약한 분들은 꺼멓게 기미가 끼어버린다. 기미는 미세한 실핏줄이 죽어버린 상태이다. 이런데도 간에 영향이 있다면 이해가 안 갈 것이다. 편안한 마음으로 운동을 하면서 직사광선을 피하면 좋아진다.

3-3. 위장은 우리 몸의 보배

이야기하다 보면 우리 몸에 안 중요한 장기는 하나도 없다. 세무사인 아가씨 한 명이 입술이 다 갈라져 고생을 하기에 위장을 잘 지키라고 일러준 적이 있다. 연말정산으로 밤을 새우고 고생을 했단다. 위장이 약한 분들은 입술이 자주 갈라진다. 그리고 무엇보다도 힘이 없다. 위장과 비장은 오행으로

토(土)에 해당한다. 위장은 음식을 녹이고, 비장이 영양분을
온몸에 공급하는 역할을 한다. 그러므로 영양 상태가 올바르
지 못하면 힘이 없게 된다.

힘이 넘치는 혈색을 한 깍두기들은 대부분 위장에 매우 좋
다. 즉 소화력이 뛰어나기 때문에 영양 상태가 안으로 연결되
는 것이다. 위장이 약하다고 생각되면 노란색의 음식을 먹으
면 대단히 좋다. 술을 밤새 마셔서 속이 쓰리면 콩나물 해장
국이나 북어 해장국을 먹는다. 해독작용도 중요하지만 색깔
이 노란색이라는 것이다. 그 외에 옥수수, 바나나, 참외 등 노
란 칼라의 음식물들이 매우 좋다.

위장이 나쁜 분들은 기후 조건이 조금만 바뀌어도 체하거
나 소화 상태가 불량하다. 따라서 음식은 소식, 다식을 원칙
으로 항시 주의해야 한다. 화학 조미료를 먹지 않는 것도 좋
은 방법이다. 폭식은 무조건 자살행위이다. 음식이 맵고 짜서
그런지 위암 환자가 제일 많다고 한다.

3-4. 신장과 방광 이야기

검은 머리의 젊게 생긴 노인(아버지)이 흰머리가 성성한 노
인(아들)에게 종아리를 때리고 있는 그림을 본 적이 있을 것
이다. 신장과 방광이 약하면 흰머리가 먼저 생긴다. 오행으로
는 수(水)에 해당하며 검은색을 주관한다. 음식으로는 검정색
의 모든 음식을 먹으면 튼튼해지는데 국산 음식이면 더욱 좋

다. 콩, 김, 흙미쌀 등이 되겠다.

체질분석 이전에 신장과 방광이 약하거나 작은 분들은 잘 붓고 소변의 힘이 약하다. 또한 성생활에 문제를 가지고 있으므로 원만한 부부관계가 성립되기 힘들다. (남자나 여자나 공통이다) 체형으로 알아보는 방법은 새끼손가락이 유난히 짧다. 대부분 여름 달에 태어나면 그럴 확률이 높다.

반대로 너무 튼튼해도 문제이다. 남자는 그런 대로 정력이 튼튼하다고 하지만 여자가 세면 문제가 된다. 그래서 야간일(?)을 하는 여성들의 대부분은 강한 체질이다. 그런데 약한 분이 밤에 일을 하면 몸 망가지고 패가망신하는 것도 이런 원리이다. 현대인들이 내적으로 가장 많이 신경을 쓰는 것은 바로 신장과 방광이다.

아궁이에 불을 때고 밥을 지어 먹던 시절에는 여성들이 자궁에 문제가 없었는데, 지금의 여성들은 약 70%가 물혹이나 그 이상의 문제를 가지고 있다. 그것은 원적외선의 원리 때문이다. 장작이 타면서 열과 수반하여 빛을 내는데 이 원적외선은 피부 내부까지 열을 전달하여 바이러스를 청소하는 역할을 한다. 흔히 안과나 이비인후과에 가면 치료가 끝나고 눈이나 귀에 쪼이는 빨간불이 원적외선이다.

현대 여성들은 아파트나 도심지의 생활에 익숙해져서 콘크리트숲이나 청바지, 전자파를 내는 휴대폰, 그리고 컴퓨터나 독성을 뿜어내는 내장재들에 둘러싸여 있다. 그러니 속옷이라도 반드시 면 종류의 옷을 입어야 한다.

불임의 원인을 따져보자. 원적외선을 쪼이지 못하면 몸이 차가워진다. (물론 심장이 강한 분들이나 정상적이면 상관이 없지만…….) 손과 발이 유난히 찬 여성은 대부분 배도 차다. 정자와 난자가 결합하는 온도가 맞지 않으니까 수정이 안 되는 것이다. 콩보다 훨씬 작은 것이 추워서 죽는 것이란 말이다.

그런데 일반 히터나 물을 따뜻하게 한다고 해도 기분이 좋아지려면 무척 오랜 시간이 소요된다. 반드시 원적외선의 기운이 들어가야 내부의 온도가 서서히 상승을 하며 체온이 생기게 된다. 앞서 표현한 대로 바이러스는 열에 약하기 때문이다. 그러니까 체내에 항균력이 가해지므로 몸을 거꾸로 다스리는 바이러스는 죽고 만다. 열을 올리거나 자궁이 깨끗해지는 요법에는 쑥뜸과 좌욕이 최고이다. 주변 분들이 임신을 못해 고생한다면 꼭 알려주세요.

3-5. 심장과 소장

휴! 오장육부가 마지막이다. 심장과 소장은 오행으로는 화(火)이다. 적색의 음식이 다 해당되고, 토마토, 당근, 팥 등도 해당된다. 옷의 칼라도 적색이 좋고, 동짓달 팥죽을 쑤어 먹던 풍습은 심장에 기운을 불어넣는 방법이다.

심장이 약한 분들이 의외로 많은데, 증상은 찬물에 머리를 감지 못하며 고소공포증이 있다. 놀이기구 중에 바이킹과 같은 기구 등이 상하좌우로 힘차게 흔들리면 까무러쳐 버린다. 항상 창백한 얼굴이고 저혈압이 많다. 순간순간에 스트레스를 많이 받는 직업인들은 대부분 후천적으로 심장의 기능이 나빠진다. 지인 중에 도박을 좋아하는 두꺼비(별명), 문주형 등은 심장이 매우 나빠 고생을 하고 있다.

3-6. 체질의 정리

그러므로 건강한 사람은 태어난 연월일시가 오행으로 골고루 분포되어 있다. 운명철학관에서는 이러한 체질분석으로 점을 보는 것이다. 오행이 질서 있게 다 들어찬 분들은 소위 팔자가 좋다고 표현하는 것이다. 건강한 분들이 성공을 하고, 힘을 쓰지 못하는 분들은 세상을 힘들게 살아간다.

참! 피부 이야기 하다가 한참 삼천포로 왔군요. 꽃이 아름답게 피는 것은 뿌리가 영양분을 잘 흡수하기 때문이 아닌가? 오장육부가 뿌리이면 피부는 꽃에 비유하면 이해하리라 믿는다. 그런데 사람들은 화장품에 연연하거나 얼굴 마사지로 하루를 즐겁게 보내려는 미련한 생각을 하고 있는 분들이 많다.

담배를 피우거나 유독성 냄새가 나는 곳에서는 절대 피부가 좋아지지 않는다는 점을 꼭 알아두자. 대부분 체질이나 점 그리고 오행에 관해서는 순서를 이렇게 표현한다.

목화토금수라고 말이다.

자연 건강 - 3

**수맥을 알면 건강이 보인다

1. 수맥이란 무엇인가

1-1. 수맥의 정의

물은 사람의 몸에 70%, 지구 표면에도 70% 정도의 비율로 분포되어 있다. 물이 지구상의 모든 동식물들에게 예외 없이 살아가는 데 필수불가결한 물질임은 더 말할 나위가 없다. 땅 위에 있는 물을 지표수라 하고, 땅 속에 고여 있거나 흐르는 물을 건수 또는 생수라 한다. 여기서 이야기하고자 하는 것은 땅 속에서 흐르고 있는 물에 대해서이다. 땅 속 깊은 곳에는 신경조직처럼 물의 길이 사방팔방으로 얽혀 있으며, 깊고 낮음과 수량의 많고 적음 또는 지형지물의 위치에 따라 복잡한 망을 형성하고 있다.

더러는 그 물길이 땅 위로 터져나오는데 샘이나 약수터라고 부르기도 하며, 깊은 곳을 뚫어 우물을 파거나 펌프를 박아서 응용하기도 한다. 또한 뜨거운 물이 나오는 곳을 온천이라 하며, 너무 뜨거워서 모든 것을 녹일 수 있는 것을 화산이라고 한다.

대동여지도를 만든 김정호 시대 이전부터 마을의 명칭에 우물 정(井)자를 쓰거나 물 수(水)자를 쓴 지역은 거의 물에 관련이 있는 지역이다. 우리나라처럼 좁은 국토에 높고 낮은 산과 들이 오밀조밀하게 모여 있는 지역에는 유난히 수맥의 흐름이 강하고 운동이 심하여 예로부터 물맛이 좋다 하지 않았는가! 세계적으로 우리나라와 같이 물 좋은 천혜의 자원을 가진 국가가 드물다는 것을 안다면 자부심을 가질 충분한 이유가 될 것이다.

21세기 정보화 시대가 다가오면서 기름의 매장량으로 부를 얻던 시대가 지나고 이제는 환경으로 시선이 옮겨가고 있으며, 그중 물의 비중이 가장 클 것이라고 생각된다. 따라서 땅 속에서 끊임없이 이동을 하며 외부나 자체의 힘으로 운동량을 가지고 있는 물줄기, 즉 수맥을 잘 알아야 한다.

1-2. 수맥이 우리 생활에 미치는 영향

며칠 전 봉천동의 단독주택을 방문하여 탐사할 기회가 있었다. 늦은 시간이라 주위가 어두워서 집안으로 들어가 추와 엘로드를 번갈아 잡으며 탐사를 했다. 방마다 수맥으로 인하여 잠을 자기가 무척 힘들 것 같다는 판단을 내렸다. 집주인이 한숨을 푹 내쉬면서 어떻게 하면 되겠느냐고 묻기에, 방마다 침대의 위치를 바꾸어주었다.

안방을 쓰는 부인은 5년 전부터 반신불수가 되어 고생을 하고 있었고, 다른 가족들도 자고 일어나면 늘 개운치 않다고 했다. 방마다 침대의 위치를 바꾸고 난 뒤의 밝은 표정을 보니 절로 기분이 좋았다. 어두웠지만 집주인과 함께 집 주위를 살폈더니 수맥이 지나가는 곳은 모두 균열이 가 있었다. 수맥이 이렇게 무서운 것인지를 몰랐다며, 주인이 새삼 다시 한번 놀라는 것이었다.

먼 곳에 여행을 떠나서 잠자리가 편치 않아 꿈을 꾸거나 잠이 잘 오지 않는 경우도 수맥과 무관하지 않다.

1-3. 더러운 수맥은

어느 날 서울 시내의 한 동네에서 엽기적인 살인사건이 발생했다. 수사본부가 설치되고 검문검색과 현장조사가 진행되었다. 시간이 가면서 면식범에 의한 사건으로 판단, 수사가 급진전되고 있었다. 카페 여주인 토막살인사건으로 시신을 라면 박스와 비닐 봉투에 묶여 있었으며, 일부 시신은 중턱에서 아침 운동을 하는 사람에게 발견되었던 것이다.

수사본부에서 죽은 사람의 주소지 주민들을 상대로 주

민등록등본을 일일이 조사하면서 이상한 일이 벌어졌다. 수사관은 본적이 경상도인 사람들을 유심히 살피는 것이었다. 결국 잡힌 범인은 같은 집에 사는 사람이었으며, 본적은 경상도 지역이었다. 용의자는 청년 시절까지 경상도 지역에서 살다 상경하여 직장을 다니고 있었는데, 같이 사는 집안에서 일을 저질렀던 것이다. 우연히 문틈으로 잠자는 모습을 훔쳐보다 욕정을 참지 못하고 성폭력을 행사하는 과정에서 반항하는 여인을 순간적으로 목을 졸라 죽였으며, 사체를 처리하는 과정에서 흔적을 없애기 위해 토막살인을 저지른 것이다.

우리나라 공업의 요지라고 한다면 단연코 제철소가 있는 포항을 들 수 있을 것이다. 커다란 공장을 운영하기 위해서는 물이 필수요건이다. 공업용수로는 지하수가 사용되는데, 물을 뽑아올리면 그만큼 반드시 보충되어야 한다. 지표수는 지하수가 되기까지 여러 과정을 경유하며 한 달 정도가 걸려야 합류한다.

필터 역할을 하는 땅의 층에 따라 지표수에서 지하수가 되는 시간은 다소 차이가 있지만 지표수 자체가 더 큰 문제로 작용한다. 폐수와 같은 물이 계속 흘러들어가면 필터의 역할도 한계가 있을 것이다. 큰 공장의 폐수와 오염된 지하수의 파장, 즉 수맥과는 당연히 좋지 않을 것이다. 그 오염된 물의 파장은 정신적·신체적인 스트레스를 더욱 증가시키고, 그에 따라 사람의 인성을 거칠게 만드는 것 같다. 따라서 앞서 살인을 저지른 사람은 자기도 모르게 오염된 나쁜 물의 파장, 즉 악성 수맥에 의한 영향으로 평생 돌아오지 못할 길을 가버린 것이다.

요즘에는 산모에게 태교라는 이야기를 하면 대부분 긍정적으로 받아들인다. 예전에 비해서 엄청나게 발전한 것이다. 그래서 태교를 실시하여 태동과 동시에 부모가 원하는 인간을 만들려는 것이다. 결국 살아가기 위한 생명은 신이 주었으며, 후천적인 삶의 진로는 인간의 긍정적인 생각과 행동으로 만들어지는 것이다.

결국 오염된 물이 움직이다 파장을 외부로 배출할 경우 깨끗한 물의 파장보다 인간의 심성을 더욱 나쁘게 하는 것이다. 그런 더러운 물의 파장은 무덤에 있는 시신을 더욱 괴롭게 하며, 그 영향으로 사건과 사고는 더욱 강도가 강해져 반인륜적인 초대형 사고로 치닫는 것이다.

2. 당신도 수맥을 찾을 수 있다

2-1. 수맥 위치를 찾는 방법

여기서는 성공 확률이 100%는 아니지만 가정에서 손쉽게 찾을 수 있는 방법을 소개해 보겠다. 전파사에 가서 동선 2m 정도를 구입하거나 세탁소에서 철사로 된 옷걸이를 2개 정도 구한다. 재료를 구부리되 손잡이는 15cm 정도로 하고 나머지는 곧게 펴둔다.

철사나 동선을 양손에 들고 차려 자세를 취했다가 팔을 반 앞으로 나란히 하듯 올린다. 철사는 권총을 잡듯이 잡는다. 몸을 축으로 허리 높이에서 일직선으로 철사를 내민 채 아주 천천히 찾고자 하는 곳을 향해 움직인다. 걷다가 수맥의 위치에 다다르면 좌우측의 철사가 엑스(X)자 형태로 겹친다. 몇 번 정도 반복하여 뒷걸음을 쳐보면 수맥의 위치에서만 엑스자가 되는 것을 알 수 있다. 간혹 수맥이 없는 경우도 있으니 너무 엑스자로 변하는 것을 의식하지 말기 바란다.

2-2. 엘로드 사용법

엘로드는 글자 그대로 엘(L)자 형태로 만든 것을 말한다. 이미 유럽에서 널리 쓰이던 기구인 것만은 확실하다. 앞서 이야기한 것과 같이 엘로드를 가볍게 쥐고 정면을 향해 아주 천천히 걸어가면서 머릿속으로 '수맥을 찾습니다'라고 되뇌며 전진한다. 걷다 보면 어떤 지점에서 안으로 서로 당겨지면서 엑스자가 된다. 수맥이 밑으로 지난간다는 신호이다.

엘로드는 여러 가지 형태로 나와 있으나 전도가 잘 되는 종류면 어느 것이나 무방하다. 가령 엘로드 대신 버드나무 가지를 꺾어서 사용하기도 하고, 용접봉을 휘어 사용하기도 하며, 철사를 끊어 사용하기도 한다. 동봉을 구부려 조립식으로 만든 것이 수맥 탐사용으로 많이 쓰인다.

2-3. 추 사용법

추 사용법은 펜듈럼(Pendulum)이라는 용어로 유럽에서 이미 많이 사용되어 왔다. 특별히 추 사용법에서는 하나의 명칭을 부여하고 싶다. 바로 정신과학이라는 것이다. 옛말에 "호랑이에게 물려가도 정신만 차리면 산다"는 말이 있다. 추는 자기 내면의 세계를 움직임으로 판단하는 놀라운 면을 가지고 있다. 거짓말 탐지기보다 더 정확하고, 무엇이든 판단에 맡기면 답을 얻을 수 있는 신기함을 지니고 있다.

먼저 백지에 십자의 선을 그린 후 추를 들고 의식을 집중한다. 마음속으로도 좋고 말로 해도 좋으나 주변 여건에 따라 각자가 알아서 한다. 추는 동전이나 총알 같은 쇠붙이 등으로 한다. 줄은 목걸이용 사슬고리나 실도 좋다. 보통은 총알 형태를 가느다란 쇠사슬에 매달아 많이 사용한다. 추를 들고 의식을 집중하면 추가 움직이기를 명령한다. '오른쪽으로 돌아라!'라는 주문을 몇 번이든 계속 되뇌며 자기 표현을 계속하면 추는 서서히 움직이며 오른쪽으로 돈다. 이때 '더욱 강하게 움직여라!' 하고 주문하면 추는 회전 반경을 넓혀 가며 돌게 된다. 마음 속으로는 다른 생각을 하지 않도록 계속 되뇌며 반복하여 회전할 것을 요구한다.

일단 추가 돌기 시작하면 주의할 일이 있다. 마음을 가라앉히고 자기 자신에게 명령하는 것이 아니라는 사실이다. 그래서 추를 시작하기 전에 스스로만이 기억할 수 있는 사항을 상상으로 만들어놓는다. 추를 잡는 순간부터 자기 자신이 처음 생각했던 것을 늘 생각하기 바란다. 특히 될까 안 될까? 하고 의심을 가져서는 안 된다. 왜냐하면 추를 다루는 것은 바로 정신의 힘이기 때문이다.

필자는 정신을 집중하기 위해 십원짜리 동전을 다른 사람에게 책상이나 손등에 올려놓도록 한 후 앞면과 뒷면을 맞히는 연습을 많이 한다. 20번 정도를 반복한 적도 있는데, 19번은 정확하게 맞히고 한번은 전혀 미동을 하지 않아 이상하게 생각했더니 동전이 세워져 있었다. 추를 다루는 연습을 할 때 세 가지 방법을 반드시 이행하면 매우 좋은 결과가 나온다.

대상을 먼저 선정하여 놓은 다음 실험을 할까요? 라고 해서 된다는 마음 자세가 되었다고 생각한다면 하되, 그렇지 않으면 즉시 중지해야 한다. 앞서 이야기한 것처럼 정신과학에서의 중요한 점은 자신의 영향력이 다른 사람에게 잘못된 파급 효과로 가서 닿으면 안 된다는 것이다. 정신을 통일하려면 꾸준히 실험을 반복하고 노력을 기울여야 한다. 그런 다음 대상물을 실험해 보고 마지막으로는 실험결과를 자문자답하되 세 가지 실험이 일치되었을 때 그 대상은 테스트가 끝이 난다. 이야기만 들으면 복잡할 것 같지만 전혀 그렇지 않다.

이번에는 수맥을 찾는 실전에 관해 이야기해 보자. 엘로드를 사용할 때와 같이 추를 복부 높이에서 팔을 수평으로 뻗어 들고 의식을 집중한 후 아주 천천히 이동하면서 머릿속에는 암반에서 솟구치는 물을 형상화한다. '회전하시오'라고 되뇌면서 진행을 하면 수맥 지점에서 추가 움직인다. 추로 수맥을 찾기까지는 어느 정도 훈련을 해야만 한다. 추를 다루는 능력은 소질과 노력, 그리고 경험에서 비롯된다고 한다. 이미 여러 집안 또는 사무실이나 그 밖의 수맥이 지나가는 장소를 택한 후 추를 현장에 끌고 나가서 실험을 한다. 추에 관심이 있는 분들이 모이는 모임에 참여하면 경험을 풍부하게 얻을 수 있다.

어떤 분은 경험을 나이 순으로 하는가 하면 말로만 하는 경우도 있다. 그런 분들은 간단히 실력을 평가해 보면 된다. 수맥이 지나가는 도면을 주고 체크해 달라고 부탁하면 된다. 경험이 있다면 현장에 가지 않고 도면만으로도 알 수 있다. 정신과학의 진수가 여기서 나오는 것이다.

운전면허를 취득한 지 오래되었다고 운전을 잘하는가. 경험이 반드시 있어야 주행을 잘할 수 있다. 이와 마찬가지로 스스로 노력하여 깨우치는 자가 진정한 실력자이다.

너무 무리하게 테스트하지 말라는 이야기는 앞에서 했

다. 조금씩 연습하여 확신이 생길 때까지 부단히 노력을 하면 될 것이다. 도면을 보면서 추를 다루는 솜씨를 보면 정말 나도 할 수 있을까 하는 의구심이 든다. 그러나 열심히 하다 보면 그리 어려운 일이 아님을 금방 알 수 있다.

먼저 도면을 책상에 반듯이 놓고 왼손의 검지로 좌측 상단을 지시하며 우측에는 추를 잡는다. 좌에서 우로 서서히 왼손을 움직이며 수맥의 자리에 다다르면 추를 움직여 달라고 한다. 주문을 외우면서 머릿속으로는 물줄기를 상상하면 수맥의 위치에 다다랐을 때 추가 움직이기 시작한다. 우측 끝까지 왔으면 도면 하단 좌측부터 동일한 과정을 반복한다. 또한 도면 위에서 아래로 좌측 손가락의 움직임을 따라 추가 움직이는가의 여부를 보면 된다. 가령 위와 아래에서 어떤 지점이 체크되면 다시 한번 그 지점만을 테스트해 본다. 그리고 그 지점이라고 느끼면 줄을 긋는다. 그 지점이 바로 수맥의 위치이다.

수맥의 위치를 찾았다면 다음에는 수맥 흐름의 방향을 알아보고 싶을 것이다. 수맥이 흐르는 방향을 머릿속으로 생각하며 추를 주시하면 추의 어느 한쪽에서 흔들림을 느낄 수 있을 것이다.

2-4. 안전한 수맥 방지 시공방법

집을 새로 짓거나 이사할 때 먼저 수맥의 여부를 알아본 후 입주하는 것이 좋을 것이다. 집안에 수맥이 지나가는 경우는 흔하다. 수맥을 피하는 것이 가장 좋은 일이나 그 것은 마음대로 되기가 힘들다. 일본에는 수맥을 막아주는 여러 가지 제품들이 나와 있는데, 우리나라에서는 아직 전문화된 제품이 드물다. 요사이 그림이나 보석 등으로 수맥을 방지한다는 설이 난무하고 있지만, 사실 이 제품 들은 필자가 보기에는 수맥 방지와 아무런 관련이 없다.

아직 우리나라 사람들은 무형의 상황을 잘 믿지 않는다. 선진국일수록 보이지 않는 부분에 더 많이 투자한다. 예 술이 그렇고 환경이나 종교가 그렇다.

수맥의 파장은 종파(땅 속의 수맥 부분에서 일직선으로 하늘로 향하는 파장)이기 때문에 동판을 깔아놓으면 그 부분이 부식되는 것을 쉽게 알 수 있다. 또 알루미늄 호일 을 깔아도 방지된다. 앞에서도 언급했지만 수맥의 행로가 정해지면 피하는 것이 가장 좋으며, 그렇지 못할 경우에 위의 두 방법을 사용하라. 이음새 부분은 약간씩 겹치도 록 하는 것이 좋다. 또한 아파트나 고층 빌딩의 경우 시공 층의 윗부분은 차단해야 한다. 종파의 파형은 막히면 다 시 뭉치는 성질이 있기 때문이다.

결론적으로 수맥의 파괴력을 가장 잘 막아줄 수 있는 것 은 동판 시공이며, 간단히 막을 수 있는 것은 알루미늄 호 일이다. 보석을 묏자리에 놓는다거나 그림을 주위에 붙인 다거나 하는 것은 마음에 위로를 주는 행위일 뿐이다.

또한 요즘 수맥의 자리를 가장 좋은 자리라고 거꾸로 주
장하는 사례가 있는데, 참으로 걱정되는 주장이다. 역사
는 힘 있는 자의 주장으로 이루어진다고 하지만, 억지 쓸
일이 따로 있지 터무니없는 일을 우긴다고 되겠는가.

2-5. 삐삐와 핸드폰으로 수맥 찾기

수맥의 측정은 삐삐나 핸드폰으로도 할 수 있다. 요즘
사용하는 삐삐와 핸드폰에는 안테나의 감도 표기가 잘되
어 있다. 오래 머무는 곳의 공간은 간단히 측정을 하면 쉽
게 알 수 있다. 먼저 안테나 감도 표시가 있는 핸드폰으로
해 보자. 바닥에서 동일한 높이를 유지하며 앞뒤 좌우로
서서히 이동시키면 수맥 지점에서 감도가 떨어지는 것을
알 수 있다. 어느 공간이든 전파 장애가 아주 조밀하게 변
형되는 경우는 없다. 핸드폰의 경우 잘 안 터지거나 특히
통화 중에 잡음이 심하게 나는 것은 수맥에 기인하는 것
이다. 수맥은 양택의 경우 3~5m 정도로 오밀조밀하게
통과된다. 수맥이 지나야 땅에는 생기가 있고 윤이 나며
살아 있는 땅이라고 한다.
가정에서 이유 없이 고장나는 전자제품의 90%는 수맥
의 영향을 받았다는 것을 알 수 있다. 그런 사실을 모르고
소비자들은 생산자에게 완성을 높일 뿐이다.
저자부품이 들어간 제품의 모든 고장 (물리적으로 충격

을 받은 것은 제외) 원인은 수맥으로 볼 수 있다. 전자제
품사의 사장님들에게 제품의 밑면에 동판을 받쳐 주면 고
장률이 떨어진다는 것을 알려주고 싶다. 아마 A/S 경비가
절감되고, 세계 각국으로 수출되는 제품의 경쟁률을 높일
수 있는 방법이 아닐까 생각한다.

3. 수맥의 피해

3-1. 수맥의 영향은 피하는 것이 상책

수맥의 기운이 인간에게 미치는 나쁜 영향은 이루 말할
나위가 없다. 지하의 물은 도전체가 되는 광물이 녹아 있
기 때문에 전기가 잘 통한다. 반면에 순수한 물(여기서 순
수한 물은 일체의 불순물이 섞이지 않은 물을 말한다)은
전기가 통하지 않는다. 극성(極性)을 띠고 있는 물은 전기
를 잘 통하는데다가 광물질이 있는 곳에 모이게 되므로
지구 자기량의 변화를 더욱 크게 한다. 눈에는 보이지 않
는 에너지, 즉 지자력(地磁力)과 지전류(地電流)의 변화를
가져오게 되고 그 위에 살고 있는 생명체에 영향을 주는
것이다.

옛날부터 집터가 세면 우환이나 상서롭지 못한 일이 생
긴다 하여 이사를 했던 것도 수맥이나 광맥을 피하기 위
해서였다. 땅에서 오는 지자력은 매우 강하기 때문에 어

떤 재료를 이용하든지 우리 몸에 닿는 파장을 피하기란 쉽지 않다. 따라서 필자는 동판이나 알루미늄의 차단 효과보다는 이동해서 수맥 파장을 피하는 것이 우선이라고 생각한다.

3-2. 수맥과 가옥

필자는 건축 현장에서 일하며 수맥 지나가는 자리를 많이 보았다. 제아무리 집을 잘 지어도 균열이 가서 안전에 위험을 초래하는 경우를 종종 볼 수 있었다.

수맥이 지나가는 자리 위에 집을 지으면 그 파괴력 때문에 집이 파괴되기도 한다. 지어놓은 집이 판매가 잘 안 되거나 사람이 잘 모이지 않으면 가축을 키워도 질병에 걸리거나 폐사한다. 수맥 위에서 전자제품이나 각종 기기류는 쉽게 고장이 나며, 그 원인을 찾기가 쉽지 않다. 가정에서 간단히 수맥을 방지하는 요령을 알아서 처치하면 도움이 된다. 아예 집을 짓기 전이나 집을 사기 전에 수맥이 없는 곳을 찾으면 좋을 것이다. 옛말에 이사한 후 3년 동안 집안에 나쁜 일이 없으면 집터가 좋은 것이라고 했는데, 그 원인이 되는 것 중의 하나가 수맥일 것이다.

연탄 온돌방이 많던 시절, 가스에 중독되어 많은 사람들이 목숨을 잃었다. 이런 자리들은 대부분 수맥이 지나가는 자리가 아니었나 싶다. 마당이 넓은 시골집에는 수맥이 지나갈 확률이 매우 높다. 시골에서 집터를 정할 때에는 반반하고 돌과 나무가 없는 곳을 택하지 않는가? 풀이나 나무가 자라지 못하는 곳은 거의 수맥이 지난다. 더러는 우물이 마당에 있는 집이 있는데, 이 경우 무조건 수맥이 지나간다고 보아도 무방할 것이다. 도심지야 땅을 둘러싼 여러 가지 문제로 수맥을 가릴 여유가 없겠지만, 시골에서는 조금만 신경을 쓰면 수맥을 피할 수 있다.

평생의 1/3 이상을 지내는 잠자리에서 수맥을 찾았다면 반드시 방지해야 할 것이다. 무한경쟁 시대에 도움이 되기는커녕 뒤로 잡아당기는 요소가 있다면 막는 것이 상책이 아니겠는가. 수맥과 집터는 당신을 변화시키는 요소임을 상기해야 한다.

3-3. 건축물에 균열을 만들고 파괴하려는 성질을 가진 수맥파

건축 현장을 둘러보면 부실 공사를 한 것도 아닌데 콘크리트에 균열이 생긴 것을 발견하게 된다. 벽이며 바닥에 흉하게 균열이 간 것을 보면 할 말이 없어진다. 이런 건물은 시간이 지나 외부의 물리적인 힘이 가중되면 원래의 힘을 잃고 붕괴되어버린다. 건물에 균열을 만들 뿐만 아니라 언덕이 꺼지거나 산사태가 나는 것도 수맥의 무서운 파괴력 때문인 경우가 있다. 산에 계곡이 생기는 이유도 아주 오래 전부터 수맥파의 파괴력이 자용했기 때문이라는 것이다.

3-4. 식물의 성장을 방해하는 수맥파

우리나라처럼 산과 들이 겹겹이 싸여 있는 나라도 드물다. 해방 이후 땔감으로 이용하기 위해 환경 보존을 외면하고 산과 들에 있는 나무들을 마구 베어다가 연료로 사용하다 보니, 산사태가 나고 산짐승이 멸종하고 자연이 파괴되었다. 환경의 중요성을 깨달아 새마을 사업의 일환으로 산을 조림하고 연료를 다른 것으로 대체하면서 제법 푸른 국토가 되었다.

하지만 지세히 보면 비비 틀려 잘 자라지 못하는 나무들이 있으며, 잔디나 풀이 자라지 못하고 주저앉은 들판도 있다. 이러한 이유는 그곳에 수맥이 지나가기 때문이다.

3-5. 가축의 생명을 단축하는 수맥파

시골에 가서 외양간이나 닭장, 개집 등을 보면 짐승들이 우리 안에서도 꼭 자기가 자리잡은 곳에서만 쉬거나 잠을 청한다. 그런 곳은 수맥파의 파장을 피할 수 있는 곳이다. 따라서 축사를 지을 때 수맥 파장을 피할 곳이 없게 지어 놓으면 심할 경우 가축들이 떼죽음을 당하게 된다. 강아지를 땅에 풀어놓아도 잠시 쉬는 곳조차 수맥이 없는 곳을 찾는다. 이는 동물의 기본적인 감각이며 숨어 있는 능력이다.

3-6. 전자기기나 초정밀 제품에 영향을 미치는 수맥파

눈에는 보이지 않지만 수맥파는 정밀한 기기의 변형을 유도하며 수명을 단축시키거나 고장을 불러온다. 수맥이 정밀한 기기의 밑을 지나가면 이유 없이 고장이 잦으며, 아무리 고쳐 놓아도 또 고장이 난다. 가정에서 전화나 TV 등이 자주 고장날 때는 일단 수맥을 의심해 보아야 한다. 특히 컴퓨터와 같은 정밀 제품은 고장이 나는 위치에서 계속 고장이 난다는 것을 알아둘 필요가 있다.

3-7. 신경성 및 혈관계통의 병이 있으면 수맥을 탐사해 보자

유난히 신경을 많이 써서 매일 골치가 아프다는 사람이 우리 주변에 많이 있다. 그런데 현대인 중에 신경을 안 쓰고 사는 사람들이 도대체 어디 있단 말인가? 책상에 앉기만 하면 골이 지끈거린다든지 자기 자리에 앉지 못하고 배회하는 사람들은 자리 밑에 수맥이 지나갈 확률이 대단히 높다. 이런 사람들은 수맥의 여부를 확인한 후 안전한 상태로 그 자리를 사용하기 바란다. 어느 정도 시간이 흐르면 반드시 병이 생긴다.

그 밖에 중풍으로 인한 반신불수, 구안와사, 온몸의 마비는 수맥의 영향으로 생긴다. 병원의 침대 밑에 수맥이 흐르면 병 고치러 갔다가 병이 더욱 악화되어 돌아온다. 수맥이 흐른다고 하여 금방 병이 오는 것은 아니다. 어느 정도 시간이 흐르면 서서히 병이 오는데, 늦은 후에 후회하지 말고 수맥을 파악한 후 피하여 생활하면 된다.

4. 수맥의 응용

4-1. 수맥과 사업

강아지도 새로운 집에 이사를 가면 끙끙거리면서 자기 쉴 곳을 찾는다. 개나 고양이를 수맥 위에 올려놓으면 절대 그곳에서 쉬지 않는다. 그렇지 않은 개나 고양이는 쉬이 병을 얻어 죽어버리고 만다. 동물은 예민한 신경을 이용하여 자기 자리를 찾지만, 인간이야 어찌 동물적 감각이 있겠는가? 단지 예감이나 느낌 정도로 왠지 앉기 싫어지는 장소를 느낄 뿐이다.

같은 점포나 사업장일지라도 이상하게 사람이 모이고 사업이 잘되는 곳이 있다. 상호가 좋다거나 인테리어가 좋다거나 사람이 좋다거나 등 많은 원인이 있겠지만 수맥이 사업장을 지나가면 사람이 들지 않는다. 뿐만 아니라 함께 일하는 직원마저도 건강을 잃고 만다. 제 몸이 불편하고 고통스러운데 업무가 잘 이루어질 리 없다.

머리를 써서 일을 하는 사무직이든 몸을 움직여 품을 파는 일용직이든 평상적인 일도 잘 이루어지지 않는다. 각종 기계의 원인 모를 고장, 업무의 순조롭지 못한 진행 등 대부분의 일이 수맥 때문이다. 몇 톤의 바위를 깨는 파괴력을 가진 수맥이 당신을 방해하고 있는데 사업이 잘된다면 그것이 이상한 일이다.

4-2. 우물 이야기

땅이 기름지고 농사가 잘되는 땅에는 3m에서 6m 사이에 반드시 수맥이 지나간다. 농사를 짓는 사람들은 경험해 보았겠지만 논둑을 아무리 잘 관리해도 터지는 곳은 계속 터진다. 수맥이 지나가는 증거이다.

요즘에는 전기가 산간벽지에도 들어가서 전동 펌프를 달아 사용하므로 많이 편리해졌다. 예전에는 시골 마을은 물론 서울의 변두리에서도 어지간하면 두레박을 이용한 우물을 사용했다. 우물은 중앙의 맥에서 파야 물이 마르지 않는다. 이러한 맥이 갑자기 끊기면 땅은 생기를 잃고 만다. 이럴 때 젊은이들이 이유 없이 변사하는 사고가 많이 난다.

4-3. 수맥의 실험

어느 실험실에서 쥐를 전기장판 위에 올려놓고 연구를 해 보니 일반 쥐들보다 백혈구가 현저하게 줄어들었음을 알 수 있었다. 물론 암에 걸릴 확률이 높아지고 면역성이 떨어져 병원균의 침입을 막지 못해 일찍 죽는다고 한다.

수맥파 위에 쥐를 올려놓으면 거의 잠을 못 자거나 행동이 급해짐을 알 수 있다. 사람도 수맥 지점에서 잠을 자면 꿈을 꾸거나 선잠을 자게 된다. 콘크리트에 금이 가고 산의 계곡이 내려앉는 파괴력 앞에서 건강을 유지한다면 그 사람은 철인일 것이다.

수맥의 비밀은 과학적으로 점차 풀려 가고 있다. 아직 우리나라에서는 몇몇 학자들이 관심을 갖는 정도이나, 유럽에서는 이미 수맥의 유해함을 방지하기 위해 건축 공사 허가서의 한 항목으로 채택되어 있다.

사람에 따라 수맥에 대한 감각의 차이가 있다. 수맥에 민감한 체질을 가진 사람은 그렇지 않은 사람보다 수맥의 영향을 더욱 크게 받는다. 수맥이 방 밑으로 지나가면 고혈압 환자에게는 중풍이 일어나기가 쉽다. 뇌졸중 환자의 상당수가 수맥과 무관치 않다는 것이 점점 밝혀지고 있다. 아픈 곳이 없는데 온몸이 아프거나 쑤신다는 사람이 많다. 주변에서 "나이가 들면 다 그런 거야"라는 말들을 하지만 나이 들었다고 무조건 아픈 것은 아니다. 절대 그렇지 않다.

조물주는 인간이 건강하고 튼튼하게 잘살 수 있도록 만들어주었다. 그런데 자연의 순리에 역행하면 불상사가 찾아온다. 식욕부진, 이유 없는 피로, 두통, 불면증, 노이로제 등의 질환도 수맥과 무관치 않다. 특히 임산부는 수맥에서 생활하면 배냇병신을 낳는다고 알려져 있다. 여러분의 가족이나 친지 중 임산부가 있다면 태교는 못해도 수맥파 정도는 막아주어야 하지 않겠는가?

4-4. 핸드폰과 무선기기들은 수맥파의 영향을 받는다

핸드폰을 사용할 때 같은 지역인데도 잘 들리는 곳이 있고 그렇지 않은 곳이 있다. 전파를 몇 m 정도까지 구별할 정도로 세분화하여 보내지는 못한다. 즉 1~2m의 간격을 두고 어느 곳은 전파를 보내고 어느 곳은 전파를 안 보낼 수는 없는 것이다. 그런데도 같은 장소에서 핸드폰에 잡음이 많고 적고의 차이가 생긴다면 이는 수맥의 파장에 영향을 받는 것이다.

실제로 핸드폰의 수신 감도 표시를 보면서 천천히 이동해 보면 특정 위치에서 눈금이 줄어드는 것을 확인할 수 있다. 또한 수신된 전파가 수맥파의 종파 파장의 방해를 받아 감도가 떨어지는 경우도 있다. 핸드폰, 전자레인지, 전기장판 등에서는 많은 전자파가 발생한다. 되도록 접촉을 피하는 것이 가장 좋은 방법이다.

4-5. 수맥과 전자파의 폐해

근자에 들어 전자파의 유해성이 논란이 되고 있다. 우리 가정에서부터 산업 전반에 걸쳐 전자파는 대단히 광범위한 부분에서 발생한다. 공중을 지나는 전선에서 나오는 자장 또한 전자파와 비슷한 힘을 가지고 있다. 전선 밑에서 강한 자장을 쏘이고 자라는 어린이들은 암에 걸릴 가능성이 보통의 어린이보다 높다고 한다.

유럽 등지에서 발표된 논문에 의하면 고압 전선이 지나는 지역의 어린이들이나 전력 시설물을 유지보수하는 기술자들은 다른 직종의 근로자들보다 암 등에 걸릴 확률이 두 배나 높은 것으로 보고되고 있다.

전자파는 세계 각국에서 과학적으로 정밀하게 측정되고 있으나 수맥 파장은 공식적으로 발표된 바가 없다. 전자파와 수맥파는 인간이 활동하는 데 필요한 뇌파와 심실 파동에 영향을 주므로 유해한 것은 확실하다. 비슷한 성질을 가진 두 가지 파장은 단지 전기적인 움직임에 의한 파는 전자파, 땅 속 물의 흐름에 따른 파장은 수맥파로 나눈다.

자연건강 - 4

1. 마지막 치료의 기적에 쑥뜸

일구이침삼약(一灸二針三藥)라 했던가. 약을 쓰고 다음에는 침을 맞고 마지막에 안 들으면 뜸을 뜨라고 고서는 전하고 있다. 뜸은 한마디로 기적을 가져다 주는 놀라운 효능을 가지고 있다. 필자가 『알기 쉬운 쑥뜸과 단식』(태웅출판사)을 통해 쑥뜸에 관한 체험적인 내용을 공개하여 연이 있는 독자들에게 치료의 놀라움을 전한 바 있는데, 건강을 다루는 본서에서 간단히 뜸의 원리를 논해 본다.

뜸은 쑥에 불을 이용하여 몸의 기혈을 돌리는 작용을 한다. 뭉친 어혈을 풀어주고, 염증이 생긴 부위에는 한마디로 직방이다. 그런데 뜨거운 것이 문제였지만 간접구라는 쑥뜸 기구가 많이 개발되어 있어 몸에 흉터를 남기지 않으며, 치료하는 방법이 많이 대중화되어 많은 효과를 보고 있다.

● 내가 아는 뜸 한 가지 - 쑥뜸의 기적

원인 모를 피로/불임/소화불량/냉대하 및 자궁의 질병/

위암 외 각종 암/무기력/야뇨증/관절염/고지혈증 /고혈압 /
당뇨/심한 두통/코끼리도 펄쩍 뛰는 편두통/어깨 결림/수
족냉증

　뜸에 불을 붙이면 원적외선이 발생하고, 피부 속의 혈을
뚫으며 어혈을 풀어준다. 혈이 막히면 통증이 오는데, 그
통증의 근원을 막게 되는 역할을 하게 되므로 맑은 피를
가지게 된다.

　쑥뜸의 효과에 관해서는 여러 가지 설이 있다. 양의에서
는 어혈이라는 단어를 사용하지 않으며, 한의에서는 쑥뜸
이 좋은 것을 인정하지만 수입(경제성)이 되지 않는다. 이
유는 비싼 녹용이라든지 요즘 유행하는 한 품목의 종류로
된 건강식품과는 차원이 다른 아주 훌륭한 방법이기 때문
이다. 어차피 스스로 건강을 지키지 않으면 안 된다. 누군
가가 병든 후에 쑥을 찾거나 또 연이 안 되면 그나마 병동
에서 시름만 할 뿐이니, 꼭 기억하여 독자 여러분들의 건
강에 유익한 정보가 되기를 바란다.

　피로하다는 것은 위장이나 간 등의 활동이 저하될 때 많
이 찾아온다. 특히 위장이 약하면 덩치가 커도 기력이 없
고, 바른 자세의 생활을 잘 못하며, 배를 보게 되면 가로
금인 줄이 선명하게 나타난다. 원인은 불규칙한 생활과
급격한 스트레스에서 오거나 어릴 때부터 체질적으로 오
는 경우도 있다. 쑥뜸을 뜨면서 가장 효과가 뛰어난 부위
는 위장인 것으로 나타났다.

간 질환은 체질적인 요소가 가장 많고, 후천적일 경우에는 입술과 손끝 등이 청색으로 변하는 경우가 있다. 간이 약한 분들은 술을 마시면 얼굴이 급격히 빨갛게 변하는데, 간의 요소 중에 술을 해독하는 성분이 부족하기 때문이다. 잘 놀라고, 음식의 구미가 당기지 않으며, 매사에 눈이 빨갛게 충혈되고, 칫솔질에 구역질이 난다.

특히 간은 우리 몸에서 화학공장의 역할을 하는데, 우리 몸이 1,000냥이면 900냥의 역할을 할 정도로 매우 중요하다. 의사들도 느끼지 못할 정도로 침묵의 장기인데, 우리나라는 간 질환으로 사망하는 사례가 세계1위로 절체절명의 위기에 빠져 있다. 자각 증상이 없고 90%가 손상되어도 못 느끼는 사람도 있을 정도이기 때문에, 술을 많이 드시는 분들은 절제하는 습관을 가져야 하겠다.

동의보감 내경편에 모든 병은 기가 소통되지 않아서 생기는 것이며, 통증도 기가 막히면 생긴다고 기록되어 있다. 기란 눈으로 볼 수는 없지만 만물을 살아서 숨쉬게 하고, 몸 속의 기와 혈을 풀어서 통증을 사라지게 하는 생체 에너지이다. 인체는 206개의 크고 작은 뼈로 구성되어 있으며, 뼈와 뼈 사이를 연결하는 근육과 관절로 되어 있는데 이것을 연골 또는 물렁뼈라고 한다.

무릎의 통증이나 물(복수)을 빼내는 경우는 퇴행성관절염이나 관절염인데 쑥뜸으로 쉽게 고칠 수 있다. 이때는 직구인 뜸을 사용함으로써 환부의 흉터를 감내해야 하는 불편함을 가지고 있다. 필자가 가장 많이 주장하는 말에는 내부의 종기가 암이라는 사실이며, 종기의 발생은 염증이고 염증에 가장 좋은 치료법은 쑥뜸이라는 사실이다.

배가 차다면 여러 가지 병들이 조금씩 수반하는데, 머리병인 두통과 자궁의 질병, 변비 등이 온몸에 조금씩 문제를 발생시킨다. 배는 따뜻하게 해주어야 하는데도 일반 온열을 가지고 따뜻하게 하기는 힘이 든다. 내부의 장기가 더워지려면 원적외선의 빛이 열을 가해 주어야 하는 경우가 우선이다. 배에는 오장육부가 다 들어 있는데, 피의 공급이 원활하게 이루어지려면 배가 차가워서는 잘 유통이 안 되기 때문이다.

피는 뼈 속의 골수에서 생성되어 혈관을 따라 온몸을 순환한다. 피가 맑지 못하면 혈관이 아주 작은 머리에는 산소 운반이 원활하지 못하게 된다. 따라서 산소 운반이 적어지면 늘 머리가 맑지 못한 현상이 일어나는데 이것이 두통이다. 신경이 예민하게 들어찬 여자의 자궁 병도 머리 부분과 같은 현상이다. 이러한 병 외에 암이란 병이 가장 무섭다. 암의 글씨를 풀이해 보면 다음과 같다.

암(癌)의 한자를 보면 입구인 구(口)자가 3개 있는데, 풀이하자면 많이 먹어서 생기는 병이나 구강(口腔)을 통해서 생기는 병으로 볼 수 있다. 암도 결국은 내부의 종기이니 원적외선이 강렬하면 완치 뿐만 아니라 전보다 더욱 튼튼한 장기를 보유할 수 있게 된다. 필자가 치료한 암 환자 중에 간암 말기로도 5년간이나 생존하신 분이 있는데, 여러 가지의 건강식품도 역할을 했겠지만 쑥뜸의 효과가 우선이라는 생각이 든다. 그 외에 가장 많은 성인병 중에 고혈압과 당뇨가 있는데, 대부분 약을 복용함으로써 오히려 서서히 망가져 가고 있다. 혈압약은 혈관을 늘리는 혈관 확장제이며, 실제로 피를 순환하는 역할과는 거리가 멀다. 이때는 단식을 통해 장기를 쉬게 하면서 뜸을 떠주면 더할 나위 없이 좋아진다.

시중에서 판매되는 약 중에는 콧물이 뚝 멈추는 약이 감기약으로 유통되는데, 그 내용은 콧물의 성분을 굳어버리게 하는 것이지 장기의 건강을 챙겨주는 역할을 하는 것이 아니다. 결국 붕어빵에는 붕어가 없는 것을 알고도 잘 사먹는 원리와 같은 내용이다.

이와 같이 모든 병에는 체온의 유지가 각 장기로부터 잘 유지되어야 하는데, 바이러스란 놈은 조금만 차가워지면 기생을 하는 습성이 있어서 감기를 달고 살게 된다. 이 경우에는 뜸이 아닌 좌욕을 통해서 몸을 데워주면 되는데, 장기적으로 꾸준한 노력이 필요하다. 요컨대 쑥뜸의 미학에는 모든 병을 고치는 기적적인 요소가 있다는 사실이다. 제2차세계대전 후 원폭이 투하된 히로시마의 땅에서 이듬해 가장 먼저 피어난 풀이 쑥이라는 사실을 상기시키면서 쑥의 강인한 생명력 앞에 쑥의 예찬론을 말하고 싶다. 우리 조상의 시조가 단군이라는 설이 전해져 내려오는 과정 중에 곰과 호랑이의 우화에서 쑥의 이야기가 전해지는 것은 우리 조상들의 지혜가 아닐까 한다.

1-1. 천하무적 머리뜸(백회)

머리에 뜸을 올려놓는 경우에 제일 먼저 놓는 곳이 백회라는 혈자리이다. 천기를 받는 곳이라고 알려진 뜸자리는 대단한 효과가 있다. 불면증으로 시달리거나 편두통과 두통으로 고생하는 분들에게는 대단한 효과가 있으며, 얼굴에 혈색이 돌아가는 신기함을 느낄 수 있다. 단언하건대 현대인들의 병은 모두 마음에 있다는 것을 느끼고 있다. 마음이 청결하게 다져진 사람들을 보면 물질의 유혹에 시달리는 세간의 모든 사람들보다 훨씬 얼굴이 밝고 맑다. 그 사실은 인체에서 각자 개인이 발산하는 오라 측정기를 사용해 보면 알 수 있다. 스트레스로 시달리면 체내에 어혈이 축적되고 혈액순환의 장애가 일어나 통증을 유발하거나 신경을 눌러 인체에 마비 현상이 나타난다.

이러한 현상이 머리라는 곳에 나타나면 치명적이다. 두통의 시초가 이러한 전초전이다. 뇌에는 수많은 실핏줄이 회로망처럼 정밀하게 연결되어 있는데, 다른 핏줄과 같지 않은 것은 신체반응이 쉽게 나타난다는 것이다. 그러한 표시가 뇌졸중이라든지 풍 또는 뇌출혈 등의 무서운 병적인 존재로 나타나는 것이다. 그러나 아주 미세한 핏줄이기 때문에 원적외선을 조금만 쬐어도 쉽게 풀어질 수가 있다. 머리 뜸의 효과는 뜸 종류로는 아무리 강조해도 가장 훌륭한 뜸자리이다. 머리 위의 백회에 뜸을 뜨기 위한 방법에는 두 종류가 있는데, 위험하다고 느끼는 곳이므로 특별히 조금 소개해 본다.

백회 뜸도 직접구와 간접구의 두 종류로 구분해서 보면, 직접구는 양쪽 귓구멍과 코를 위로 올려 만나는 머리 위를 백회라는 혈자리로 판단하면 정확하다. 직접구는 성냥 알갱이 크기로 만들어 머리 위의 머리카락을 좌우로 펼친 후 올려놓는데 매우 뜨겁다. 1일 7회에서 15회 정도로 3일 정도 하면 전술한 모든 병적인 요소가 물러가는데, 때에 따라서는 가감을 하되 담배꽁초 이상의 크기 정도까지 늘려주면 더욱 좋다. 후에 머리카락이 타버려서 머리카락이 없는 상태로 화상 자국이 남는데, 시간이 지나면 더 많이 발모하니 전혀 걱정할 필요가 없다.

간접구는 링과 통 그리고 그 밖의 기구로 사용하는데, 예전에는 일일이 머리 위에 올려놓은 상태로 감시하거나 손으로 붙들고 있었다. 그러던 것을 밀짚모자에 고정시키고 착용하게 한 후 뜸을 올리니 신문을 보거나 대화를 하면서 자유롭게 뜸을 뜰 수 있게 되었다.

모자 뜸은 얼마나 효율적인지 모르겠다. 또한 머리에 간접구를 올려놓으면 땅한 느낌을 주는데, 누구든 전혀 화상을 입지 않고 할 수 있다. 협소한 장소나 심지어 아파트

베란다에서도 마주 보며 뜸을 뜰 수 있으니 운치가 있다.
  (쑥뜸기구를 세상에서 가장 싸게 파는 집. 02-832-3771,
대표 고강봉)

2. 환상적인 5일간의 단식 체험

  단식은 본단식과 예비단식 그리고 보식단식의 3가지로
구분을 한다. 더러는 바쁘기 때문에 예비단식과 보식단식
을 빼놓는 경우가 있는데, 바로 단식의 실패 원인이 되는
경우이다. 본단식을 제외한 다른 단식들도 중요하니 가벼
운 마음으로 실시하는 것이 부담스럽지 않고 편안하다.
또한 조금씩 먹는 단계의 특징은 대부분 생식이라는 사실
이다. 우리는 오래 전부터 불에 구워 먹는 화식에 익숙해
져 있기 때문에 생식을 하여 단식의 의미를 도와준다면
대단히 빠른 효과를 얻을 수 있다.
  지금부터는 무조건 똑같이 따라 하기만 하면 단식은 이
루어진다. 도저히 바빠서 예비단식이나 보식단식을 절대
로 못하겠다면 단식을 하지 말라. 오히려 당신의 건강을
해치는 결과가 될 수도 있다.

  ■ 제1일 - 첫날의 예비단식
  병원에서 건강검사를 받는 전날에는 저녁과 아침을 먹
지 않고 속을 비우고 가는 것처럼, 오늘 하루는 식사를 평

상시대로 아침이든 점심이든 두 끼만 먹는다. 그리고 나머지 한 끼는 생식하거나 야채나 채소를 먹는다.

마음을 다짐하면서 계획된 모든 일들이 단식의 테두리 안에서 이루어지기를 염두에 둔다. 저녁에 잠을 자기 전에 1회용 구충제를 먹는다.

■ 제2일 - 둘째날의 예비단식

식사를 점심 한 끼로 줄이고, 두 끼는 생식가루(시중에 유통되는 생식가루)를 물에 타서 마시지 말고 입 안에서 충분히 녹이고 씹어 먹는다. 우유도 씹어 먹는다는 말이 있지 않은가. 그렇지 않으면 채소, 야채, 또는 평소 잘 먹는 과일로 채운다. 당뇨 환자는 특별히 당이 있는 과일은 피한다. 음료는 과당이 강한 것을 피하고, 생수나 보리차 등을 마시거나 체질에 맞는 약재를 끓인 물에 타서 복용하는 것도 좋은 방법 중의 하나이다.

단식을 진행하면서 이틀 동안 변의를 못 느끼면 무조건 관장을 하거나 마그밀이라는 제산제를 먹거나 수산화마그네슘을 적당량 마셔 변을 볼 수 있게 한다. 단식의 기본이 통변이라는 사실을 꼭 알아야 한다. 그래서 정체된 변을 배설해야 하기 때문이다. 관장은 약국에서 파는 관장약보다는 원두커피만 사용한 관장법이 더 효과적임을 알아두면 유용하다. 식사가 생식으로 변하다 보니 배에 허전함이 올 수 있다. 채소와 야채를 일부러라도 맛있게 먹는다. 분명히 말하지만 꼭꼭 씹어 먹도록 실천해야 한다.

■ 제3일 - 사흘째의 예비단식

벌써 현기증이 나거나 허전함으로 인해 광대뼈 밑으로 살이 움푹 패어 거울을 보면 예쁜 내 모습이 그려진다.

세 끼 모두 생식과 야채 그리고 다른 식사를 원한다면 생선회나 멍게, 굴 등을 먹어도 된다. 여기서 갑자기 무슨 회를 이야기하는지 의아하게 생각한다면 바로 생식이라는 점을 알아둘 필요가 있다. 생식은 바로 모든 음식의 날것을 말하는 것이다.

☞ 잠깐 쉬어 가는 곳

생식이란

불을 대지 않고 천연의 상태로 먹는 것을 말한다. 즉 과일, 야채, 채소, 회 등을 말한다. 먹으면 전혀 이물감이 없으며, 소화기능의 장애(단 간혹 장애가 일어나는 경우도 있으나 손끝을 따서 피를 조금 뽑아주면 훨씬 가벼워진다)가 일어나지 않는다. 시중에 과립 형태의 생식이 시판되고 있는데, 엄밀한 의미로 본다면 반생식이지 100% 생식이 아니라는 것이다. 왜냐하면 생식의 제조과정에서 열을 가하여 만들어지기 때문이다. 그러나 생식으로 치고 잘 복용하면 효과가 있다.

■ 제4일- 나흘째의 예비단식

생식이나 야채를 아침과 저녁에만 먹는다. 대부분 이때쯤이 되면 어지럽거나 식욕을 못 참아 포기하는 경우가 생기는데, 그것은 기존에 가지고 있던 습과 때문에 허기를 못 참아서이다. 이럴 경우에는 몇 가지로 구분하여 판단하도록 한다.

첫째, 어지럽거나 속이 울렁거릴 경우에는 대부분 노환으로 생기는 현상이거나 저혈압의 경우이다. 당뇨가 심한 사람도 포함된다. 이럴 때는 포도즙을 만들어 두었다가 어지러울 경우에만 마시면 된다.

포도당을 복용함으로써 체내에 잠시 양분을 보충시키는 것이다. 이때쯤 되면 발기가 안 되던 남성분들은 아침에 힘이 솟거나 몸이 무척 가벼워짐을 느끼게 된다. 이럴 때 평소에 안 하던 무리를 하면 효과가 반감된다는 사실이며, 단식의 의미를 퇴색하게 만드는 결정적인 요소가 되기 때문에 매우 신중해야 한다. 아마 그렇기 때문에 단식은 격리된 장소에서 하는가보다.

둘째, 매우 허기지거나 속이 쓰린 경우에는 물을 마구 마셔 주린 배를 달래 주면 된다. 배가 고프다는 것은 위산이 많이 나와 속인 빈 상태에서 운동량이 살아나 배가 고플 수 있으며, 속이 쓰린 것은 위벽의 염증 정도로 통증이 유발되는 경우일 수도 있으니 역시 물을 마시면 통증이 사라진다.

셋째, 속이 비워지면 식균력이라는 살균 효과가 살아나 염증이 없어지며 백혈구가 증가하는 현상이 일어난다. 따라서 이때 많은 병이 사라진다. 우리 몸을 저해하는 균도 배가 고프면 죽기밖에 더하겠는가.

■ 제5일 본단식 하루 전

본단식을 시작하는 하루 전날이다. 저녁에 마지막으로 생식을 한다. 이쯤 되면 생식이 무엇인지 정확하게 알았으리라 믿는다. 이미 얼굴은 핼쑥해지고 정신이 멍하다. 당신 몸 안의 세포 모두가 뭐 먹을 것 좀 달라고 아우성이다. 또한 당신의 몸 안에 백혈구가 증가하고 있으며, 살균력이 대단히 강해지고 있다. 물론 나머지 두 끼의 식사는 맛있는 물이다. 정말 물 한 모금의 소중함을 느꼈다면, 당신은 세상을 아름답고 고귀하게 살아갈 가치가 있는 사람이다. 생명이 굴러가는 느낌을 받았을 테니까.

외출시에는 반드시 보온을 철저히 하여 감기에 조심해야 한다. 단식 중에 감기에 걸리면 끝장이기 때문이다. (정말 끝나는 것이 아니라 매우 힘들어지기 때문이다. 그래도 참아야 하는 것은 더욱 고통스러운 시간이 되기 때문에……) 미련하게 감기 따위에 중요한 계획이 수포로 돌아가지 않도록 세심한 배려를 한다.

사우나를 가는 경우에는 일부러 땀을 내거나 운동량도 평소보다 약간 줄이는 것이 효과적이다. 되도록 안 가는 것이 더욱 현명하다. 가벼운 샤워 정도가 유익하다.

평생에 처음 단식을 시작하면서 꼭 지금 이때 운동을 하거나 사우나에서 땀을 뺀다면 당신은 놀부보다 더 큰 형님이다.

■ 본단식 첫날

정말 단식은 오늘부터이다. 힘겨운 전쟁이 시작되었다. 변이 안 나오고 속이 허하다 보니 다리에 힘이 없다. 물은 약간 더운 물을 마신다.

아침에 일어나서는 찬 생수를 한 컵 들이키는 것도 건강에 도움이 된다. 직장이나 사업 등의 활동 범위 내에서 만나는 분들에게는 식사 이야기가 나오면 방금 정말 배가 터지게 먹었으니 맛있게 드시라고 오히려 권한다.

물을 먹어도 체기가 있거나 넘기지 못하는 경우가 있는데 이런 경우는 위장 질환이다. (하하! 물을 못 넘기는 게 우습다고요. 천만에 말씀, 속이 뒤집어질 것 같은 경우도 발생하고, 심하면 토악질로 빈속을 다 긁어버린다.)

이럴 때는 침착하게 사혈침으로 손끝의 10선혈을 따주고 복부를 마사지하며 명치와 배꼽 주변을 아플 정도로 눌러서 풀어준다. (대부분 손끝을 두어 군데만 따주어도 시원해진다. 그런데 이왕 하는 것 확실히 10손가락 모두 끝을 따준다. 멍청하게 손등을 따지 않도록 주의한다.)

이미 바지가 줄어들고 허리와 어깨의 거북한 살들이 줄

어들어버렸다. 아니, 몸이 가벼워진 정도만 되더라도 얼마나 기분이 좋은지 아는가? 그러나 배가 처진 곳이나 평소에 아팠다고 느끼는 부분에 통증이 심하게 찾아온다. 변비 환자는 더욱 심해졌으니 관장을 꼭 해야 한다.

정말 어지러워 현기증이 날 때는 포도즙을 마신다. 특히 저혈압 환자는 매우 주의해야 하며, 모든 행동을 갑자기 바꾸거나 급하게 움직이면 안 된다. 피가 다른 장소로 골고루 이동하려면 느릿느릿 움직여 주는 것이 효과적이다.

수다를 떠는 모임에서도 물만 먹을 수 있는 자제력이 있다면 오히려 권장할 만하다. 혼자서 끙끙 단식을 외치며 도를 닦는 심정보다는 훨씬 위안이 된다. 바쁘게 직장생활이나 사회생활의 틀에 끼워져 돌아가는 것이 더욱 참을 만하다.

몸이 경직된 경우나 어깨가 유난히 스트레스로 인해 아팠던 경우에는 마사지나 스트레칭을 스스로 하여 주면 더욱 효과적이다. 단 너무 심하게 하면 감기, 몸살이라는 고통이 수반되므로 주의할 필요가 있다.

■ 본단식 2일

보통 본단식 이틀에서 3일 사이에는 다음과 같은 현상이 일어난다. 아침에 일어나면 대단히 머리가 맑고, 남성은 발기가 되어 힘이 솟는다. (이때 자제를 하지 못하면 단식의 효과가 줄어든다. 마음대로 하세요. 책임 안 집니다.) 오후부터 두통이 생기는데 염려할 필요가 없다. 명현 반응이 오는 시초이다. 내일 아침이면 두통은 사라진다. 따라서 대중교통 수단을 이용하기에는 자제력이 대단해야 할 것이다. 고약한 냄새 때문이다.

어제에 이어서 오늘도 속이 편할 리 없다. 복부 마사지를 하고 그래도 답답하면 손을 따준다. (늘 하는 이야기이지만 당뇨에 오랜 경험이 있는 분들은 체하는 경우가 없다. 그것은 당의 수치를 체크하기 위하여 손을 따서 피를 보기 때문이다. 약간의 사혈이 신체 리듬에 많은 변화를 가져온다는 사실을 기억하시라).

단식을 시작하면서 가장 갈등을 느낄 때이다. 비몽사몽 간에 매우 힘이 들고 견디기 어려운 시련이 온다. 대부분 이때쯤이면 포기하고 싶은 마음이 더 지배적이다. 온몸이 쑤시고 전에 아팠던 곳에 명현 반응으로 통증이 수반된다. 하지만 견딜 만한 고통이다. 인간이 이렇게 예민하구나 라고 느끼는 때이기도 하다.

■ 본단식 3일

단식을 시작하여 가장 힘든 고비인데, 어떤 분은 어제가 힘들었다고 하지만 대부분의 조금 젊은 분들은 오늘이 고비이다. 몰두하라. 당신이 스스로 할 수 있는 일로 독서와 취미 또는 가벼운 유산소 운동이 있다. 단 고령이나 심한 지병이 있는 분들은 외출과 급격한 운동은 자제한다. 외

출시에는 반드시 동행인이 있을 경우에만 하도록 권하고
싶다.

변을 보았는가? 시원하지는 않았지만 조금이라도 보았
다면 다행이다. 변비가 있는 분이나 평소에 심한 스트레
스로 변이 불규칙하던 상태에서 변을 못 보았다면 반드시
관장을 해야 한다. 먹은 것이 없으니 당연히 변이 나오지
않겠지만, 토끼똥처럼 잘게 끊어져 나오니 변을 보아도
시원하지 않을 것이다. 더러는 마그밀을 먹었는데 변이
약간 까맣게 섞여 나온다고 해서 숙변을 보았다고 하는
분이 있다. 절대 숙변이 아니니 기뻐하지 마시라. 처음 단
식이라면 최소한 8일 이상 단식해야 나온다. 너무 약을 올
렸나요?

아니, 이거 뭐! 점점 첩첩산중이라고 이야기하는 분이
있을지는 모르겠지만, 앞서 이야기한 것처럼 통변이 가장
중요하다고 했으니 변을 못 보면 반드시 물리적으로라도
변을 뽑아내야 한다. 그것이 관장이다. 어제 참기 힘든 고
통이 지나가지 않았다면 힘겨운 중압감이 몰려온다. 희망
을 가지고 견디려는 인내심을 가져야 할 것이다.

생수를 마시고 있는지 점검해 보자. 단식하면서 생수 외
의 음료를 마시게 되면 백혈구의 증가로 활동을 둔화시키
는 작용이 있고, 오히려 식욕을 불러일으키는 역반응으로
식욕이 당기는 우를 범할 수 있다. 지금 당신 몸의 내부와
정신까지 대청소를 하고 있는데, 무슨 쓰레기를 다시 받

아들이겠는가? 커피, 카페인 함유 음료, 그 밖의 유색 음료 등은 절대로 먹으면 안 된다. 단 한 가지, 죽염을 조금 먹으면서 독소를 제거한다는 기분을 가지면 매우 좋다.

어떤 분은 죽염이 짜므로 물에 타서 마시는 경우가 있는데, 나의 견해로는 절대로 안 된다는 주장이다. 차라리 먹지를 말라. 왜냐하면 죽염의 성분이 입 안에서 침샘을 자극하므로 얻어지는 타액에 대단한 살균력과 강한 소화력이 있어 체내의 독소를 제거하기 위한 섭생의 방법이기 때문이다. 강물이 아무리 더러워도 바다에서 정화되어 깨끗이 변하는 것은 바닷물이 짜기 때문이다.

■ 본단식 4일째

내일이면 5일간의 단식이 끝이 난다. 그런데 평소에 먹지 않았던 피자나 빵이 생각나며, 온갖 음식의 냄새가 향기롭다 못해 생각만으로도 침이 꿀꺽 소리를 내며 넘어간다. 인내한다는 것은 참 어려운 일이다. 반면에 건강미 넘치고 활력 있는 예쁜 모습을 상상하면서 참아낸다면, 냄새를 상상으로 이기는 것은 그리 어려운 일이 아니다.

이미 3일이 지나면서 속이 정지된 느낌으로 있기 때문에 배가 고프다는 느낌과 고통은 사라지고 없다. 단지 지난 습관 덕에 의식적으로 무엇을 먹어야 한다는 부담감으로 스스로 제어하기가 여간 쉽지 않다. 그러나 힘든 3일은 지나가고 쉬운 이틀이 남았다. 주변 사람들에게 자랑하고 또 자랑하라. 단식중이라고.

별로 힘들지 않고 고요한 바다 위에서 막막히 파도타기를 하는 기분이다. 이대로 진행한다면 최소 며칠은 더 할 수 있을 것 같은 느낌이다. 왜냐하면 힘이 들고 어려운 시기는 어제 졸업했기 때문이다. 그러나 현실 속에는 유혹하는 것들이 너무 많이 기다리고 있으니, 모두 차분하고 냉정하게 마음을 가다듬고 심호흡을 한다. 근육이 풀리는 시기이므로 맨손체조나 요가 등을 실시하면 좋다. 절을 할 줄 알면 108배를 실시한다.

만일 종교적으로 절을 할 수 없다면 자기 신분증을 놓고 거기에 절하면 된다. 누가 자기 자신이 잘된다는데 절을 못하겠는가. 절을 통해서 척추의 곧은 기운을 풀어주고 관절의 마디마디를 부드럽게 조절한다.

또 말하지만 변을 보았는가? 어떻게 내가 관장을 한단 말인가 하고 창피함을 느낀다면 단식하기 어려운 사람이다. 분명히 말하지만 변을 보았는가?

어떤 분들은 본단식 중에 슬며시 가벼운 음식을 먹는다. 그리고 시치미를 떼며 단식 중임을 과시한다. 적게 먹었기 때문에 단식의 효과가 적을 것이라고 스스로 판단을 하지만 대답은 천만의 말씀이다. 약간의 음식이 들어가는 순간 혈액이 맑아지는 순서나 식균력이 증강되어 면역력이 강해지는 순서는 물 건너가 버린다.

또한 체기를 느끼게 되고 속을 더욱 망치는 우를 범하게

된다. 지도자의 눈을 피해 슬쩍 먹는다면 차라리 단식을
하지 말고 영자의 행동으로 운동을 통해 살을 빼거나 수
술을 하라. 어떤 단식원에서는 까다로운 단식을 통해 어
려움을 겪는 지도생활이 힘들어 조금씩 먹이는 경우도 있
는데, 분명히 물 외에 그 무엇을 먹었다면 단식의 효과는
없는 것으로 알아야 한다.

■ 환상적인 단식 5일간의 마지막날

정말 축하드린다. 이미 얼굴은 핼쑥한 턱의 선이 살아나
고, 목의 두터운 지방이 사라지고, 어깨의 두터운 라인이
눈에 띄게 줄었으며, 뱃가죽이 들어가 치마나 바지가 줄
어들었을 것이다. 그 외에 당신의 각각 숨겨진 건강미는
하나씩 매우 컨디션이 좋아졌으리라. 아직 살이 빠지고
있는 중이니 속단하지 말고 계속 주시하라.

배가 유난히 나온 사람은 만족할 만큼 빠지지 않았을 것
이다. 다른 경우보다 뱃살이 빠지려면 복부 마사지와 장
운동을 스스로 엄청나게 노력해야 한다. 사실 무척 고통
스럽지만 참으면 견딜 만하다. 로마가 하루 아침에 세워
지지 않았듯이 배가 나온 것도 며칠만에 나온 것이 아니
라는 점을 아시겠는가?

오늘은 본단식이 끝나는 마지막날이다. 현기증이 나는
가? 만일 무척 어지러운 현상이라면 외출시 100%의 포도
즙을 지니고 다닌다. 옷은 보온이 잘된 것을 착용하며, 사

람이 많이 모이는 곳은 되도록 피한다.

내일 무얼 먹는다고 생각하면 침샘에서 침이 솟아날 것이다. 너무 당황하지 말고 아주 천천히 보식에 임한다. 왜냐하면 사실은 단식보다 보식을 더 중요하게 여기는 것이 단식 전문가들의 주장이기 때문이다. 변의를 못 느끼거나 변비가 있는 분은 마그밀을 복용한다. 가루로 된 것을 먹으면 더 쉽다.

● 보식 제1일

참으로 고생이 많았을 것이다. 오늘 보식하는 날이지만 만일 내가 꼭 숙변을 자연적으로 보고 싶다고 판단하는 분들은 눈 딱 감고 며칠 단식을 연장해야 한다. 숙변이 나오는 경우는 변의를 느끼기만 해도 술술 쏟아져나온다. 새카맣다 못해 먹물색이다. 왜냐하면 힘이 더 들지는 않기 때문이다. 단지 습관이 되지 않은 식성을 참기가 쉽지 않으므로 그런 것이다.

병원에서 숙변을 빼내셨다고요? 하하, 제발 웃기지 마세요. 숙변이 기계로 빠질 것 같으면 뭣하러 단식을 하며 고생을 하겠는가? 또 왜 수많은 사람들이 아파서 병원 신세를 지겠는가? 숙변을 볼 수 있다면 병원에 있는 환자들 중 최소한 30%는 병원 신세를 지지 않아도 될 것이다. 숙변은 독똥이다. 일본인들이 좋아하는 독도가 아니다. 참고로 숙변이 변기에 붙어 있게 되면 고무장갑을 끼고 빡

빡 문질러도 잘 안 떨어질 정도로 지독한 놈이다. 배 마사
지와 병행을 해도 빨라야 7일 이상 소요된다는 것을 알면
된다.

🐸 잠깐 쉬어 가는 곳

보식에 관한 상식

단식을 진행하면서 배고픔의 고통을 벗어나 맛있는 음식에 대
한 낭만을 학수고대하다가 끝나기가 무섭게 보식을 제대로 못하
게 되면 정말 큰 우를 범하게 된다. 보식 그것이 단식을 하는 우
리에게 주는 파급 효과는 말로 형용하지 못할 정도로 인체의 비
밀, 아니 우주의 비밀이 숨어 있다고 해도 과언이 아니다. 단식
을 마치고 진정하게 깨끗한 신체를 유지한다는 것은 보식의 방
식을 어떻게 했는가에 따라 커다란 변화를 가져올 수 있다. 즉
단식을 잘하고 나서 보식에서 실패한다면 단식의 효과는 역효과
를 가져오는 것이 너무도 분명하기 때문에, 아예 단식 후 보식에
대한 상세한 프로그램에 세심한 주의를 해야 한다.

새로운 신체를 잘 길들이기 위한 첫 관문이기 때문에 이물감
이 있거나 의욕만으로 식사를 한다면 당신의 장기는 기능을 잃
어버리기 십상이다. 그러므로 단식 전에 가지고 있던 몸보다 더
욱 나빠지게 되므로, 보식은 아무리 중요하다고 강조해도 부족
하다는 점을 명심할 필요가 있다.

숙변을 배설하고 나면 펄쩍펄쩍 뛰는 기쁨이 온다. 왜냐하면 내 몸에서 이런 더러운 것이 빠졌다고 생각을 해보라. 천만금을 주어도 이 이상의 기쁨을 못 느낄 것이니까. 보식 첫날의 기쁨을 앗아가버린 숙변 이야기는 다음에 하자. 마음대로 하세요. 자유니까.

오전에 물을 마시고, 오후나 저녁에 오이 반 개, 당근 반 개, 밤(날밤) 3~5개, 상추나 배추의 속도 좋다. 양은 되도록 적게 하여 천천히 씹어서 먹는다. 여기서 어떻게 먹느냐고 질문을 하지 말라. 시키는 대로 먹으면 된다. 양념은 물론 안 되며, 간장, 고추장을 이야기하면 장독에 빠져 버릴 것이다.

어렵던 단식이 끝났으나 지금부터가 자장 중요한 일정이 남아 있다. 이때에 화식을 먹고 이상이 생기면 바로 죽는다. 이유는 유아에게 그런 것을 먹이는 것과 같은 이치이다. 당신은 정신적으로는 성인이지만 몸은 어린아이와 같은 상태이다. 그것도 아주 유아 정도의 수준임을 절대 잊어서는 안 된다.

죽염 외에 염분이 없는 식사가 관건이므로 무염식을 하도록 매우 세심한 주의를 요한다. 뭐요! 죽은 왜 안 주느냐고요. 죽도 화식이라는 사실을 왜 모르는가?

빨리 하루가 지나가기를 바랄 뿐이다. 식욕이 더 당기기 전에. 하하.

196

**한마디 더

단식이 무르익어 진행되면 숙변이 새카맣고 술술 나오지만 오래된 진짜 숙변은 잘 안 나오는 습성이 있다. 왜냐고요? 그것은 장 속 깊숙이 숨어 있던 아주 지독한 변이기 때문이다. 그래서 1차 단식에 숙변이 나오기도 하지만, 아주 깊숙한 곳에 숨어 있는 숙변은 잘 안 나온다.

● 보식 제2일

아침과 저녁으로 좁쌀(조)죽을 만들어 먹는다. 분량은 소주 컵으로 1~1.5컵이다. 약간 적어 보이지만 모자라는 부분은 야채나 채소로 채워 먹는다. 과식하지 말 것. 이때 염분은 절대 먹지 않는다. 만일 염분이 많이 들어가면 콩팥 내의 피사체가 상하여 고생을 하게 된다. 벌써 죽으로 두 끼를 먹었다. 입 안이 깔깔한 것이 맛이 지독하게 없을 것이다. 그런데 조죽은 몸에 잔류한 독을 빼내는 역할을 한다.

죽을 맛이다! 무얼 보면 다 먹고 싶은데 힘은 하나도 없다. 맥이 빠지는 느낌으로 착 가라앉은 것이 소리를 지르고 싶은 심정이다. 그래도 조금만 참으면 모든 것이 좋아진다니 조금 더 기다려 보자. 아직도 살이 빠지는 기간이다. 그래서 몸이 아픈 곳에는 명현반응으로 더욱 쑤시고 결리는 현상이 온다.

특히 우리나라 여성들은 아이를 낳은 후 산후조리가 대

단한 문제이다. 외국 여성들은 아이를 낳고 몇 시간 내에 옷을 갈아입고는 입에 담배를 물고 외출을 한다. 그것은 체질이 다르기 때문이다. 특히 아시아인 중에 몽골의 피를 받은 우리들은 몽골반점이 있다. 이 몽골반점이 있는 민족들은 체질이 비슷하기 때문에 산후조리를 하지 않으면 반드시 후에 혼나게 된다. 그래서 보식도 제대로 해야 한다.

만일 마음대로 했다가는 모두 물거품이 되고 만다. 아예 단식을 안 한 것만 못하기 때문이다. 흔히 단식을 한 후 보식 때문에 몸이 나빠져 단식에 실패했다고 가볍게 이야기하는 분들이 많은데, 정말 후유증이란 산후조리와 같은 맥락이라고 생가하면 될 것이다.

그런데 왜 위험한 단식을 하느냐고요? 이런 말을 들어본 적이 있는가? "위험한 장사가 많이 남는다." 그렇다. 농담이 아니다. 단식을 올바로 마치고 나면 다음에 하지 말라고 해도 스스로 또 하게 된다. 흔히 기도원에서 금식을 할 때 막무가내로(?) 하는 분들이 있는데 정말 주의해야 한다.

건강은 스스로 지켜야 하는 것이다. 제가 괜한 걱정 한다고요? 또 금식이라고 해서 하루에 특정한 한 끼를 금식하는 것은 올바른 금식법이 아니다. 인체의 리듬은 인위적으로 만들어지는 것이 아니기 때문이다.

단식은 자연적인 현상에 접근하기 위한 수단일 뿐이다.

198

자연에 위배되는 과식, 탐욕, 스트레스 등 영육간의 대청소이기 때문이다. 잘 아시죠? 육체만 건강해지는 것이 아니다. 영혼이 맑아진다는 것을 믿어보자.

● 보식 제3일째

지금부터 똥 이야기를 좀 하겠다. 그래도 이틀 동안 식사(?)란 놈이 들어갔는데 변이 잘 안 나온다고? 마그밀을 과할 정도로 든다. 아침에 5알, 저녁에 7~9알을 든다. 설사가 심한 분은 먹으면 안 된다. 그러면 일단 똥은 해결된 것이다.

특히 변비가 있는 분들은 변에 신경써서 배출해야 한다. 일단 단식 후 오장육부의 기운이 스스로 운동하게 하는 과정을 살펴보자. 단식 중에 대장과 소장이 비워진 것 같아도 변이 잘 배출되지 않은 경우에는 대장과 소장에 묵직한 배설물이 차 있다는 사실을 알아야 한다. 그래서 매일 아무리 바빠도 변을 잘 보아야 하는 것이다.

오전에 조죽을 먹고, 점심에는 야채를 먹는다. 좋아하는 과일을 먹어도 된다. 물론 조금씩 먹어야 한다. 꼭꼭 씹어 먹어야 한다. 저녁에도 조죽을 먹는다. 정말 맛이 없겠지만. 내일은 몸이 가벼워질 것이다.

단식을 하다 보면 10일 중 컨디션이 매우 좋은 날은 3일 정도이고 보통 찜찜하게 넘어가는데, 기복이 있는 기간을 잘 알아서 참을 줄 알아야 한다. 나쁘면 좋고 좋으면 나쁘게 되는 날이 누구에게나 닥친다는 것을 염두에 둘 것.

● 보식 제4일째

아침과 저녁에 소주컵 2컵의 분량으로 좁쌀을 죽으로 만들어 먹는다. 배가 고플 때는 야채를 조금씩 보태서 먹는다. 속이 울렁거리거나 체기가 있는 경우라면 서슴없이 손끝 따주기를 실시한다.

얼굴에 살이 다시 조금씩 붙기 시작하며 더불어 생기가 솟아난다. 만일 이 기간에 당신이 쑥뜸을 가미했다면 얼굴에 잡티는 하나도 없을 것이다. 여드름은 물론 기미, 주근깨, 그리고 또 다른 지루성 피부염 등이 깨끗이 사라진 얼굴을 가지게 될 것이다.

정말 세상을 열심히 사는 피부과 전문의께서 온갖 대체 의학을 배우려고 여기저기 다니시다 우연히 필자와 연이 닿아 쑥뜸을 배우러 오셨다. 물론 현대의학의 한계를 느끼고 환자에게 더 질 좋은 의료 서비스를 하기 위해서였다. 거꾸로 내가 배워야 할 점을 많이 가지고 계신 분이었다. 예전에 환자와 지금의 환자와는 판이하게 다르다는 것이다. 과거에는 어수룩하게 답을 해주어도 환자들이 믿고 넘어갔는데, 지금은 결론을 스스로 판단하며 불치의 피부병으로 낫지 않는다면 차라리 죽음의 길, 즉 자살을 한다는 것이다.

그래서 지금의 피부병은 아주 사소한 것 같아도 일단 못

고친다는 판단이 서면 스스로 결단해 버리는 사례가 많다는 것이다. 그런데 수많은 피부과에서 불치병이라고 못고치는 피부병이 단식과 쑥뜸으로 완치되었다면 얼마나 좋은 일인가! 이런 불치의 피부병도 낫는데 당신 얼굴의 잡티쯤이야 무엇이 문제겠는가. 원리나 방법은 쑥뜸에서 공부하기로 하자.

● 보식 15일이 되는 단식 마지막날

아침과 점심, 저녁에 죽을 먹는다. 더불어 배가 약간 고픔을 느낀다면 야채나 채소를 가미하며 먹도록 한다. 단식이 끝나는 마지막날 스스로 맹세해야 할 것들이 있는데, 그것은 스스로의 깨달음이라는 것이다.

단식이라는 행위를 통해 얼마나 정신적으로 느낀 것이 많았는가? 먹고 마시는 즐거움보다는 인간의 생명이 탄생되어 진행되는 과정이 이렇게 복잡하고 미묘하다는 것을 깨닫게 되었을 것이다.

앞으로 몸을 함부로 생각하지 않으며, 자연적인 원리대로 순응하면서 살아갈 수 있도록 스스로를 고귀하게 생각하는 것이다. 뿐만 아니라 음식과 초자연적인 것, 즉 숨을 쉬는 공기와 바람 그리고 비와 나무에서 나오는 산소 등에 대해서도 고마움을 느끼며 살아갈 것이다. 본인들이 믿는 신에게조차 고마움을 느끼며 살아가야 하는 것이다. 감사하고 감사한 마음으로…….

내일이면 단식이 끝난다고 원래의 식성대로 먹으면 안 된다. 지금은 어린아이와 같은 처지이므로 밥을 먹거나 다른 음식 또한 천천히 잘 씹어서 먹는 차분함을 가져야 할 것이다. 적어도 며칠간은 무슨 음식이든간에 잘 씹어 먹으며 소식하는 버릇을 가져야 한다.

이것으로 환상적인 5일간의 단식 체험이 끝났다. 아니, 그런데 5일이 아니고 15일도 넘었잖아 하시는 분이 있을 것이다. 예비동작과 준비운동 등의 단어를 기억할 것이다. 100미터 달리기를 하는 분이 시합날 100미터만 뛰는가? 활을 쏘는 궁사가 시합날만 활을 쏘는가? 이제 이해했을 것이다.

그렇다. 경품을 주는 행사에 가보면 별것 다 주는 것처럼 포장하여 놓고 사람들을 유혹하지만, 실제로는 파는 물건값에 다 포함되어 있는 것을 잘 알고 있을 것이다.

당신의 건강을 위해, 미래를 위해, 성공을 위한 가장 큰 기초 작업이었다. 마치 인생에서 고기 잡는 법을 배웠다고나 할까. 누구도 당신의 인생을 대신해 주지 못한다는 것이다. 이제 거듭난 당신의 맑은 영혼과 육신을 가지고 힘껏 목표대로 움직인다면 당신은 꿈을 이룰 것이다.

2-1. 단식 중의 이상 현상과 대책

① 어지럽거나 구토 증상이 날 수 있다 - 배를 따뜻하게 하

거나 복부를 주물러 주면 증상이 완화된다. 그러나 원래 빈혈 증상이 있거나 저혈압의 경우에는 포도즙을 먹도록 한다.

② **체기가 오며 손발이 차가워진다** - 10선혈을 따준다. 10선혈은 손과 발의 끝부분을 이야기하는 것인데, 옛날 지혜로운 선조들의 비방으로 체기를 없애 주는 비법이기도 하다. 갑자기 길에 쓰러지거나 혼절한 경우의 환자들에게 10선혈을 따주고도 일어나지 못하거나 정신을 못 차리면 생명을 잃게 된다.

③ **입술이 터지거나 갈라지고 입 안이 헐며 두통이 생긴다** - 곡기가 있는 영양분이 끊기므로 입술이 갈라지거나 입 안이 허는데 양치질을 서서히 하도록 한다. 단식이 3일 정도 진행된 후 두통이 생기는 원인은 명현반응의 일종이므로 걱정할 필요가 없다.

④ **변비가 심해질 수 있다** - 물을 많이 먹도록 한다. 물은 약 3리터 이상 수시로 먹어야 한다. 뿐만 아니라 마그밀과 관장을 이럴 때 해주어야 한다.

⑤ **힘이 없고 활동하기가 힘들어진다** - 사실은 정신이 문제이다. 절대 힘들지 않다. 오히려 정기가 솟아나서 목소리는 맑아지고 몸은 더욱 맑아지는 느낌을 받는다. 또한 정신이 또렷해지므로 조금 부지런한 활동을 한다고 느끼면 전혀 문제가 되지 않는다.

⑥ **혓바닥에 검은 물이 난다** - 단식을 몇 번 진행하다 보

면 10일 정도 진행된 상태에서 혀에서 먹물과 같은 노폐물이 빠져나온다. 대부분 깜짝 놀라 당황하는데 전혀 문제가 되지 않는다.

⑦ **양치질은 평소보다 약하게** - 단식을 진행하다 보면 잇몸과 치아에 힘이 없어지므로 양치질은 되도록 삼가고 죽염이나 소금물로 헹구는 수준이 좋다. 주의할 것은 양치질을 평상시와 같이 하게 된다면 이가 빠질 수도 있기 때문에 주의를 요한다.

⑧ **단식 중에 못 참을 경우나 몰래 식사를 해버린 경우** - 개인적으로 사회활동을 하면서 단식을 수행하다 보면 이상스럽게 먹을 일들이 많이 생긴다. 그러다 보면 자제력을 잃고 식욕을 못 참아 음식을 먹게 되는 경우가 생긴다. 이럴 때는 생명이 위태로울 수도 있으니 정말 자제해야 한다. 혹시 음식을 먹더라도 불에 구운 화식을 먹게 되면 아주 난감하게 된다. 그러나 생식, 즉 야채나 회 등을 먹으면 문제는 간단해지는데, 우리들의 식생활이 거의 화식이기 때문이다.

그러므로 단식 중에 음식을 먹었을 경우에는 지체 없이 10선혈을 따주어야 하며, 억지로라도 구역질을 해서 구토를 만들어주면 되는데 후에는 무척 시달리게 된다. 그렇지 않고 순순히 넘어가는 경우에도 반드시 후유증은 남게 된다. 단식으로 실패한다는 것은 몸을 더 망치게 되는 결과를 가져오므로 정말 계획을 철저히 세우지 않고 단식에

도전한다는 것은 생각해 볼 일이다.

⑨ **엄청난 성욕의 자제** - 단식을 하다 보면 몸이 편해지므로 성욕을 자제하지 못할 정도로 발기가 잘된다. 여성도 대단한 느낌을 받는다고 한다. 그러므로 이때 관계를 자제할 수 있는 능력이 있어야 한다. 만일 관계를 하더라도 쉽지는 않지만 사정을 안 하면 된다.

⑩ **후각의 발달로 대중교통을 이용하기가 쉽지 않다** - 단식 진행이 3, 4일 정도 지나면 후각이 매우 민감해져서 지하철을 타려고 지하에 내려가기만 해도 온갖 악취가 코를 찌른다. 평소에 전혀 느끼지 못하던 냄새가 진동하므로 이맛살을 찌푸리게 된다. 이때에는 마스크를 착용하여 먼지나 냄새에서 조금 탈피할 수가 있다.

자연건강 - 5

1. 고질병에서 탈출

1-1. 물은 생수를 마셔라

아침에 일어나서 생수를 마시는 것은 보약에 비길 바가 아니다. 여기서 생수라 함은 정수기를 사용하여 거르지 않은 물을 말한다. 정수기에는 여러 가지 필터가 있는데 그중에 멤브레인이라는 부분에서 아주 미세한 영양소와 미네랄을 걸러내기 때문에 좋지 않다. 물은 식사하기 20 ~30분 전에 마시는 것이 좋다. 특히 물은 단백질의 과잉 섭취로 인체에 쌓인 독을 제거하는 데 큰 도움을 준다.

소변의 양이 적고 노란색을 띠는 것은 물이 필요하다는 인체의 신호이다. 물은 산소와 더불어 인간의 생존에 가장 중요한 요소이다. 지구 표면에서 바다와 육지의 비율은 7 : 3으로 물이 70%를 차지하고 있다. 우리 인체도 70 ~80%가 물로 구성되어 있다.

우리 몸은 몸 속의 물을 1~2%만 잃어도 심한 갈증과

괴로움을 느끼고, 5% 정도를 잃으면 혼수상태에 빠지며, 12% 이상을 잃으면 죽는다고 한다. 인간은 음식을 먹지 않아도 약 90일간 생존이 가능하지만, 물을 마시지 않으면 신진대사가 원활히 이루어지지 않아 체내의 독소를 배출시키지 못하므로 자가 중독을 일으켜 1주일도 못 가서 죽게 된다.

사람의 몸에서 물은 세포의 형태를 유지하고 대사작용을 높인다. 또한 혈액과 조직액의 순환을 원활하게 하며 영양소를 용해시켜 이를 흡수, 운반하여 필요한 세포에 공급해 준다. 체내의 노폐물을 체외로 배출시키며, 혈액을 중성 또는 약알칼리성으로 유지시키고, 열을 발산시켜 체온을 조절하는 역할도 한다. 한번 몸 속에 들어간 물이 오줌이나 땀 등의 형태로 배설되어 나갈 때까지 몸 속을 순환하면서 얼마나 그 역할을 잘 수행하느냐가 바로 건강의 척도라고 말할 수 있다.

1-2. 병 고치기

몸이 아파서 병원을 찾을 때 자기의 증세를 생각하여 전문의를 찾거나 일반 한의원을 찾아가는데, 본인이 어디가 아픈지 정확히 모르는 경우도 무척 많다고 한다. 필자도 또한 그런 적이 있었는데, 찾아간 병원에서 내시경을 받은 후 위에 병원균(헬리코박터)이 있다고 하여 치료를 받았다. 하지만 계속해서 소화도 안 되고 배가 자꾸 불러와서 소화제를 먹거나 한의원에 가서 한약을 지어 먹기도 했으나 계속 원인을 몰라 고생을 하던 중 임응승 신부님의 강의를 듣게 되었다. 건강을 체크하여 주신다기에 손을 들고 증세를 말씀드렸더니 간이 안 좋다고 하셨다. 그래서 큰 병원을 찾아 검사를 해보았는데 아무 증상도 발견되지 않았다. 그런데도 분명 나의 몸은 이상이 있었다.

수지침을 맞으면 혹시 어떨까 하는 생각에 진단을 받아보았더니 역시 간이 나쁘다며 이것저것 이야기를 해주었다. 수지침으로 시작하여 정신세계원에서 남산 스님의 강의를 듣고 책(남산 스님의 파스 요법)을 보면서 파스 요법도 열심히 했다. 운동이 부족하지 않도록 운동장에 나가 뛰기도 하면서 1년 정도 모든 것을 건강에 맞추어 생활하다 보니 피로감도 없어졌고, 어쩌다 술을 마셔도 취하지 않았다. 스스로 고치는 법을 배워서 직장과 가정에서 웬만한 것은 자가 진단 및 치료를 할 수 있게 되었다.

그간 배운 것을 소개하고자 한다. 우선 현대인들에게 가장 큰 문제는 몸의 아래위로 기가 잘 소통되지 않는다는 것이다. 손발이 차고, 배가 냉하며, 매사에 기운이 없고, 원인 모를 두통이 온다든지 얼굴에 핏기가 없다면, 과중한 스트레스와 공해에 원인이 있으니 매일 30분 정도 정성을 들여 조금 뜨거운 물에 발을 담근다. 이마에 땀이 날 때까지 하되 1개월만 하면 머리도 맑아지고, 식욕이 생기

며, 혈색도 좋아진다. 화장실 좌변기나 책상 앞에 앉아서
실행하면 시간을 절약하면서 효과적으로 실시할 수 있다.

**축농증

항상 코 먹은 소리를 해야 하며 숨쉬기도 힘들어 옆에서
보는 사람이 더 답답하다. 어린이든 어른이든 싸리나무
진액을 코로 들이키면 효과가 있다. 하루 두번 한쪽 콧구
멍을 막고 다른 쪽 콧구멍으로 싸리나무 진액을 들이킨
다. 도장버짐은 진액을 한번 찍어 바르면 낫는다. 싸리나
무를 한 묶음 쥐고 태우면 진액이 반대로 올라온다. 아주
소량씩 모아서 그날그날 치료한다. 1주일이 채 못 되어 신
기하게 낫는다. 너무 독해 간간히 코피를 흘리기도 한다.

**편도선염

아파트에 사는 어린이들에게 주로 많다. 호흡기 질환의
일종으로 땅을 밟지 않고 자라는 세대에서 많이 발병한
다. 만성일 경우에는 지렁이를 가져다가 물을 조금 붓고
끓여서 삶은 물을 먹이면 된다. 하루 두번 공복에 먹이는
데, 설탕을 넣어 달게 해주면 어린이들은 잘 먹는다.

**중이염

이 병은 고름이 나고 수술을 해도 잘 치유가 되지 않는
다. 사회생활에 영향을 주기도 하고 통증 또한 만만치 않
다. 지렁이를 참기름에 살짝 볶아서 솜을 이용해 즙을 묻
히고 수면을 취한다. 5~6일 지나면 거짓말처럼 낫는다.

**치 질

지렁이를 깡통에 넣고 설탕을 적당히 뿌린 후 다음날 아침 그 액을 환부에 찍어 바른다. 지렁이는 중국에서 토룡(土龍)이라 하여 매우 귀한 약재로 쓰인다.『황제내경(皇帝徑)』에 상세히 기록되어 있다.

**위장병

곶감을 끓여서 먹는다. 감이 곶감이 되면서 하얀 가루가 생기는데, 그것은 방부제의 역할을 한다. 하루 2회씩 공복에 다섯 개 정도씩 끓여 먹으면 좋다.

**쓸개에 병이 있는 사람

달개비풀을 뜯어서 생즙을 내어 식전에 소주 한 잔과 같이 먹으면 좋다.

**해수병(기관지)

홍역할 때 찬바람을 쏘이면 나이 먹어 해수병으로 고생을 한다. 산초나무 기름을 짜서 식전에 찻숟갈로 하나씩 먹는다. 어린아이들이 잔기침이 심할 때는 선인장 열매 2개를 용기에 들어 있는 사이다에 6~7개 정도로 썰어넣어 빨갛게 우러나면 하루 조석으로 반 컵씩 먹는다. 그러면 2~3일 이내로 기침이 멎는다. 보름 이상 먹으면 완치될 수 있다.

1-3. 안경을 쓰는 아이들

요즘 초등학교 학생들은 안경을 많이 쓴다. 아기가 태어나서 방에 누워 있을 때 천장을 쳐다보게 되는데, 그때는 천장에 달려 있는 불빛의 밝고 어둠에 대한 식별 능력이 없다. 그래서 계속 밝은 불빛을 쳐다보게 되어 눈이 많이 상하게 되고, 결국 안경을 쓰게 된다. 따라서 어린아이가 있는 방은 밝기를 적당히 조절해 두어야 한다.

2. 기의 원리

2-1. 몸에 기억된 기(氣)

운동장의 트랙은 반시계 방향으로 돌게 되어 있다. 경마장의 말들도 그렇고 경륜도 반시계 방향으로 돈다. 왼쪽으로 도는 것은 인간의 기본적인 잠재 원리이다. 대부분 남자들의 심벌 또한 왼쪽으로 치우쳐 있다. 자전하는 지구가 왼쪽으로 기운을 받쳐 준다. 시신을 매장할 때 머리를 북쪽에 두는 것도 자력이 가장 강하기 때문이다.

미국의 유명한 퍼시 콜넷 목사의 『5박6일의 천국여행』에 보면 북쪽에 천국이 있다고 서술되어 있는데, 북쪽 방향으로 가야 천국에 갈 수 있다는 염원으로 북쪽에 머리를 두는 것이라고 나와 있다. 장사를 치를 때 상여를 메는 사람들이 한 목소리로 북망산천을 외치는 것도 이와 같은 원리를 벗어나지 않을 것이다.

우리나라에서는 잠을 잘 때 동쪽으로 머리를 두고 자야

기를 받는다고 하며, 남향의 가옥 구조는 볕을 받아 기를 충전하기 위한 수단으로 생각한다. 비행기를 타보아도 미국이나 모스크바를 오갈 때 기에 따라 시간의 차이가 나는 것을 느낄 수 있다. 기에 순응하면 빠르고 역행하면 더디게 된다. 인간의 몸을 소우주라 하는데 5대양 6대주의 모습으로 만들어져 있다. 우리 몸에는 오장육부가 있으며, 우리의 선조들은 건강을 지키기 위한 수단으로 오곡나물과 음식을 절기에 맞추어 먹었다.

2-2. 지구의 신비를 동식물들은 더 잘 알고 있다

지구가 자장을 띠고 있는 것은 인간만이 아니라 많은 종류의 동식물들이 본능적으로 느끼고 있다. 동식물들은 말초감각이 매우 발달하여 인간이 느끼지 못하는 초자연적인 감각을 느끼기도 한다. 기러기 같은 철새들이 수만 리를 무리지어 질서정연히 날 수 있는 것은 무엇 때문인가? 철새들은 지구의 남과 북쪽에서 나오는 자력선의 힘을 느껴 자력선의 방향을 찾아 이동하는 것이다.

어떤 곳에서 비둘기 등 먼 곳으로 잘 이동하는 새에게 자석이나 일반 쇠붙이를 붙여 놓고 목적지까지 가도록 하는 실험을 해 보았는데, 자석을 붙인 새는 10%만이 목적지를 찾았고 나머지는 도중에 다른 곳으로 가서 길을 잃었다고 한다.

뒷동산의 산짐승이 울음소리를 내면 민가에 있는 누군가가 죽음을 맞게 되는 경우도 있다. 산짐승은 죽음을 앞둔 사람의 체취를 느끼는 모양이다. 식량을 실어나르는 배가 부두에 닻을 내리면 배 안의 쥐들이 밧줄을 타고 육지로 내려오는 경우가 있다. 배 안에 먹을 것이 많은데도 그것을 버리고 내리는 이유는 그 배가 머지 않아 해일을 만나 파선될 징조를 기민한 감각을 지닌 쥐들이 미리 알았기 때문이다. 큰비가 올 것 같으면 구렁이가 나와 지붕이나 나무 위로 올라간다. 땅이 물에 잠기는 것을 예감하고 미리 예방하는 것이다. 지진이 일어날 때도 동물들은 미리 다른 장소로 이동한다.

어떤 원예가는 나무를 심을 때 반드시 암수를 구별하여 심는다고 한다. 그래야 잘 자란다는 것이다. 사람이 보기에는 보잘 것 없는 풀들이지만 생명은 고귀하게 지켜지고 있는 것을 느낄 수 있다. 원예를 하거나 가축을 사육하는 경우에도 좋은 음악을 들려주면 스트레스 해소 및 발육에 도움이 된다는 것은 익히 알려진 사실이다.

2-3. 이사가는 날 정하는 방법

현재 살고 있는 집을 중심으로 이사가는 곳의 방향을 알아둔 다음 날짜에 맞추어 정하면 된다. 날짜는 음력으로 하는데 동-1, 2일, 남-3, 4일, 서-5, 6일, 북-7, 8일에 해당하는 날은 이사를 가면 안 되며, 9, 10일은 방위에 관계없이 좋다.

3. 풍수 이야기

3-1. 태어난 곳의 지지가 평생 운세와 건강에 영향을 준다

사람이 입태(入胎)된 곳과 태어난 곳은 평생을 살아가면서 운세와 건강을 좌우한다. 필자도 생년월일을 알면 그 사람의 건강이 어떤지 알 수 있다. 잘 맞을 뿐만 아니라 치료에 상당히 도움이 된다. 왜냐하면 자기의 어디가 아픈지 모르는 사람이 생각보다 많기 때문이다. 가령 간이 나쁘다고 하더라도 담이나 심장을 치료해서 회복되는 경우가 있다. 선천적 질병과 후천적 질병이 태어나면서 정해지고 성격 역시 마찬가지인데, 서양의 학문에서는 태어난 시기의 주변 환경을 많이 고려하고 있다. 양의에서 들으면 납득하지 못할 이야기겠지만 한의학에서는 이미 오래전부터 적용해 왔다. 역사적으로 유명한 사람들을 추모할 때 그의 생가를 중요시하는 예 또한 많이 볼 수 있다.

3-2. 명당은 있는가?

글쎄, 그런 것이 맞을까? 풍수나 역학을 믿어야 하는가?

세인들은 생각하기를 그저 뉴스거리의 이야기로 믿는 듯
하지만, 자신의 이야기를 돌이켜보면 나도 한번 보았으면
하는 분들이 의외로 많다. 그러나 여건이 따라주지 않아
남의 이야기로 흘려 버리는 경우가 대부분이다. 또 자신
이 생각하는 의도와 다르면 괜히 고민거리에 빠질까봐 피
하는 경우도 있다. 따라서 종교적인 의미로 많은 차이가
나기는 하지만, 누구나 좋은 게 좋은 거라고 긍정적인 생
각을 갖는 듯하다.

예컨대 인생을 오래 살아본 사람들이 이것저것 망설인
다. 조상의 묘자리 때문에…… 라는 궁금증을 불러일으키
는 경우도 흔히 있다. 세계적으로 여러 형태의 나라에 사
는 여러 민족들이 나름대로 풍습에 의한 조상 모시기를
하는데, 자국의 방법을 믿는 것은 지형적으로 조상들이
내려준 습관에 의존하며, 그것이 정석일 경우에는 타당하
다고 사료된다.

우리나라의 경우는 예로부터 백의민족이라 하여 효를
중시하며, 부모님의 묘자리에서 3년간의 시묘살이를 하
여 부모님의 은혜에 보답하는 의미가 지금도 전해 내려오
고 있는데, 정신과 마음을 닦는 준법 예의이다. 영혼의 교
감을 통해 안녕을 꾀하는 풍습인 것이다. 결국 안 하는 것
보다 하는 쪽이 더 아름다운 조상 모시기가 되는 것인데,
제사를 지낼 때 빈상으로 지내는 것보다 제상을 차려 놓
고 풍성한 음식을 조상님이 드시라는 것도 영혼의 안녕을

꾀하기 위해서이다.

더 나아가서 안녕을 바라는 조상의 묘가 양지바르거나, 물구덩이를 피하고 수맥을 피하며 묘똥이 흘러내리지 않고 풀이 잘 자라는……. 이러한 느낌을 가지며 조상님이 편안할 것이야 라는 마음이 풍수인 것이다. 즉 풍수는 살아 있으며 교감을 해야 한다. 납골함에 모신다는 것이 또한 풍수에 어긋나는가를 의문시하여 갈등을 느끼는 분들은 전혀 걱정할 것이 없다. 때를 잊지 않으며 찾아서 문안을 드리는 것이 풍수인 것이다.

필자는 개인적으로 명당이라는 곳을 답사하면서 좋다는 묏자리를 참 많이 다녀보았다.

어느 책에서 이회창씨의 묏자리가 가야산을 이야기하며 97년 대선에서 꼭 대통령이 되리라는 의견을 내놓았는데, 뒷산에 아파트가 들어서고 맥이 끊겨져 있어 나는 단연코 고개를 저으며 이건 아니다 라는 결론을 이야기했고, 2002 대선도 절대 아니라는 것을 고위관료에게 전한 바가 있다. 누구도 이회창씨가 정계를 은퇴할 것까지 고려한 경우는 없었을 것이다. 분위기로 본다면 말이다. 더구나 한두 시간 남기고 정몽준씨의 사퇴 건에 의하면 기적이라는 말 외에는…….

아이큐가 130이 넘으면 천재에 가깝다. 그런데 높은 아이큐에서는 숫자로 1만 차이가 나더라도 70여명을 넘게 거느릴 수가 있는 차이가 난다고 한다. 풍수 또한 마찬가지이다. 아주 힘겨운 승부를 보는 시기에 닥쳐서 한번 돌아봄직한 것으로 생각한다면 명당은 반드시 존재한다. 재미있는 사실은 거짓 풍수로 결론을 내리면 풍수가조차 같이 망한다는 것이 나의 주장이다. 수많은 풍수가가 잘 사는 경우는 그래서 없나보다.

3-3. 제사를 소홀히 하지 않는 것은 으뜸의 풍수이다

분명히 주장하고 또 주장하고 싶은 것이 있는데, 누구를 막론하고 제사를 소홀히 하면 망한다. 아주 대대로 말이다. 우리의 조상들이 아무리 바빠도 예부터 가장 귀히 여기는 날은 기일이라 하여 제사를 모셨다. 그런데 오늘날 핵가족 시대의 도래로 제사를 안 모시는 사람들이 많아졌다. 또한 종교적인 이유로 많은 사람들이 무시하는 경우가 있는데, 무슨 종교든 제사를 무시하라는 글은 단연코 없다. 유명한 목사님, 스님들의 자제분들이 잘 나가는 경우가 드물다고 한다. 다른 경우가 아니라 제사의 방식 때문일 것이다.

하긴 제사를 우습게 여기는 분들에게 풍수를 이야기한들 무슨 의미가 있을까마는 풍수를 모르는 경우라도 제사를 반드시 지내는 습관을 기른다면 그 가정에는 행복이 넘칠 것이다. 풍수와 제사 그것은 사이버와 현장의 차이이다. 즉 염력이라는 것을 사용하여 망자의 행복을 빌어

주는 것이기 때문에 진노하는 귀신들에게 액땜을 하는 경우인 것이다. 베스트셀러인 성경을 보면 귀신 이야기를 많이 한다. 아프거나 사고가 나면 귀신들렸다고 이야기한다. 그 귀신은 반드시 조상신이지 다른 귀신이 아니기 때문이다.

3-4. 가정에서 쉽게 하는 풍수 인테리어

가정이든 직장이든 우리들은 눈을 뜨는 순간부터 색깔에 눈을 뜬다. 영어로 칼라이다. 눈에 색깔이 닿는 순간 우리들의 뇌는 반사작용을 한다. 물론 눈뿐이 아니라 오감이 해당된다는 것을 미리 일러둔다. 가정의 벽지나 장판 등의 생활용품이나 흔히 입는 옷의 칼라 등을 고를 때 오행이 적용되는 방법을 이용한다면 아주 건강하고 훌륭한 칼라 감각을 연출하게 된다.

오행에는 5가지의 칼라로 구분을 하는데 다음과 같다.

(목)청색

(화)적색

(토)황색

(금)백색

(수)검정

이상의 다섯 가지는 조화를 이루면서 우리들의 건강을 주관한다. 같은 공간에 놓아야 할 칼라는 (예를 들어 가구

등을 배치할 때나 옷을 입을 경우 그리고 건물의 인테리어 등 모든 생활에 적용된다) 청색 + 적색 / 적색 + 황색 / 황색 + 백색 / 백색 + 검정 / 검정 + 청색의 5가지이다. 그런데 세 가지의 칼라나 네 가지의 칼라를 적용하는 경우에는 순서대로 배열해야 한다는 것을 절대 잊지 말아야 한다.

왜냐하면 극을 하기 때문이다. 극이란 그림에서 보는 바와 같이 부조화로 인해 부닥친다는 말인데, 상극한다는 뜻으로 사용하고 있다. 거꾸로 극을 이용한 칼라를 적용하는 경우도 있다.

☞ 건강 찾는 칼라 ☜

많은 사람들은 각자의 개성을 살리기 위해 자기가 좋아하는 칼라의 의상을 입게 되는데, 대부분 자신의 건강이 취약한 쪽의 칼라를 선호하는 것이 일반적인 상황이다.

역시 오행에 있는 것을 나열해 보면, 목은 청이요 간장과 담낭이니 간이나 담이 나쁘면 대부분 청색의 옷을 즐기며 청색의 음식을 먹으면 대단히 좋다. 다슬기는 끓는 물에 끓여도 청색이요 다슬기를 잡아먹는 반딧불 또한 청색의 빛을 발한다. 그 밖에 청색의 음식은 주로 풀과 과일에 많이 포함되어 있으며, 무를 보면 파란 띠가 어느 무든지 둘러져 있는 것을 알 수가 있다.

화는 적이요 심장과 소장이 약한 사람들은 빨간색인 적색의 옷을 많이 입는데, 그것은 심장이 약하기 때문에 피부의 핏기가 없는 상태이다. 빨간색의 음식 또한 대단히 많다. 겨울철 동짓날에 먹는 팥죽 또한 심장의 기운을 살리며, 귀신을 쫓아내거나 심장이 강해지라는 주술적 효과가 있는 것을 우리조상들은 예부터 적용해 왔다. 고추, 토마토 등의 적색 식품이 있으며, 적색의 음식을 좋아하는 부류는 모두 심장이나 소장이 적거나 약하기 때문이다.

토는 황이요 위장과 비장이니 장이 나쁘면 황색의 음식을 취하는데 황태, 콩나물, 각종 채소 등이 있다. 위장이 적거나 약한 사람들은 매사에 힘이 부족하며, 입술 주위가 터지거나 잘 갈라지는데 대부분 위장이 약하거나 나쁜 표시이다.

금은 백이요 폐장과 대장이다. 근자에 들어 각종 공해로 자연히 나빠지는 경향이 많은 장기이기도 하다. 흰색의 음식을 많이 먹는데, 탄광의 광부들이 먼지를 많이 마시고 나서 꼭 먹는 것이 돼지고기이다. 돼지고기의 비계는 흰색이기 때문이고, 백미나 하얀색의 음식이 맞는다. 금기인 폐장과 대장이 나쁘면 겉으로 보기에 피부가 좋지 않으며, 목소리가 잘 나오지 않아 노래를 잘 못 부른다. 이런 사람이 가수에 소질이 있다면 잘못된 것이다. 가수들이나 연예인들의 경우, 즉 말로 먹고 사는 직업의 부류들이 피부가 고운 것은 선천적인 것이라 할 수 있다.

수는 흑이요 신장과 방광인데, 남자나 여자들이 이 색깔을 가장 좋아하는 이유는 야간을 뜻하고 물을 말하기도 하며 섹스를 주관하는 칼라이기 때문이다. 즉 신장과 방광이 약하면 그 약함을 커버하기 위해 검정색을 입는 것이다. 물은 술이요 밤은 잠자리이니 낮술에 취한 놈은 애비 어미도 몰라본다고 하지 않는가. 또한 낮거리 등의 위험은 밤에 취하는 것보다 매우 몸을 빨리 망가뜨리는 원인이 되기도 한다.

그런데 정보화 시대에 사이버로 아이들이나 청소년들이 모두 심각한 정사 신에 노출되어 시도 때도 없이 발기를 하니, 정작 시집 장가가서 사용할 시기에 타이밍을 놓쳐 이혼율이 급증하는 것도 간과할 수 없는 위험한 상태이다. 또한 수가 많으면 색을 밝히는 경우가 있으므로 남성이 닿지 않으면 견디지를 못한다. 가정을 버릴 정도로 정신이 없어진다. 윤리나 도덕 따위의 것들은 무관하게 말이다.

3-5. 4강의 신화 월드컵과 선거

지난 일들을 이야기하면 비웃을지도 모르지만 양심을 걸고 한마디해야겠다. 2002년 월드컵이 시작되면서 4강까지 예견했지만 4강보다 더 잘되어 요코하마에서 결승전을 치르리라는 욕심이 생겼다. 이유는 임오년에는 말띠이자 붉은(적색)색이 바탕에 깔리는 색이므로 공교롭게도 붉은 악마와 색깔이 일치하는 것이다.

임오(壬午)의 임은 천간의 큰 물이고 오는 지지의 말띠를 나타낸다. 그러므로 불과 불이 상충하므로 안타까운 일이지만 커다란 홍수의 재해가 되었나보다.

2003년은 계미년이다. 계는 작은 물이고 미는 메마른 땅을 이야기한다. 메마른 땅은 잔잔한 물을 말리기 때문에 올해와 반대로 물이 조금 부족한 현상이 일어나며, 화재가 빈번하게 일어날 것에 주의를 요하는 해가 될 것이다.

선거는 이미 치러졌지만 당선자는 계미년에 취임한다. 계미년에 지지인 미는 양을 말하며, 오행에서 토의 기운이고 토는 황색(노란색)이다. 노무현 당선자는 선거 내내 노란 목도리를 아주 길게 메고 전국을 누비고 다녔다. 미신이라고 하기엔 너무 일치하지 않는가? 앞서 예견한 대로 노당선자의 당선에 운이 있을 것이라고 여러분들에게 욕을 먹어가며 이야기를 했었다.

이렇게 한해가 바뀌면서 12간지인 띠별로 오행에 적용되는데, 간단히 12간지 띠별로 적용되는 칼라를 만들어보자. 그해의 띠는 그해의 의상이 유행하는 칼라와 대부분 일치한다.

【천간】

① 갑(목)……청색이고 오행의 기운으로는 목에 해당된다. 큰 나무이고 성격이 곧으며 남자답다. 또한 음양 중에 양에 해당되니 밝고 명랑하다.

② 을(목)······청색이고 오행의 기운으로는 목에 해당된다. 넝쿨 같은 작은 나무이고 여성적이며 음에 해당되니 생명력이 뛰어나다.

③ 병(화)······붉은색이고 오행의 기운으로는 화에 해당된다. 태양과 같은 불이고 화끈한 성격으로 운동선수가 많다. 양에 해당하니 표현력이 뛰어나다.

④ 정(화)······붉은색이고 오행의 기운으로는 화에 해당된다. 촛불처럼 작은 불이며 여성적이고 헌신적인 사랑을 표현한다. 화에 해당되며 멋쟁이이기도 하다.

⑤ 무(토)······노란색이고 오행의 기운으로는 토에 해당된다. 장중한 땅을 말하며 움직임이 적다. 이런 경우의 사람들은 비밀을 잘 지키므로 첩보원이나 성직자들이 많으며 양토이다.

⑥ 기(토)······노란색이고 오행의 기운으로는 토에 해당된다. 조그만 땅을 말하며 역시 움직임이 적고 음토이다. 몸에 좋다는 흙 중에는 *황토가 있다.

누구든 황토를 들어 적토나 흙토 등의 다른 말을 붙이지 않는다. 따라서 흙은 토요 황색의 기운을 갖는다.

⑦ 경(금)······백색이고 오행의 기운으로는 금에 해당된다. 무쇠 덩어리를 표현하면 된다. 양금이며 남자들 중에 사업가는 금 기운이 많다.

⑧ 신(금)······백색이고 오행의 기운으로는 금에 해당된다. 액세서리 같은 금속물을 이야기하며 작은 농기구도

해당된다. 음금이고 여성이 해당되며 역시 사업가 기질이 있는 사회성을 띠게 된다.

⑨ 임(수)······흙색이고 오행의 기운으로는 수에 해당된다. 큰 물이고 대범한 성격의 소유자이다. 여자일 경우에는 손이 너무 크다.

⑩ 계(수)······흙색이고 오행의 기운으로는 수에 해당된다. 적은 물이고 계산을 잘하는 사람이며 음수이다.

*선조들의 황토문화

우리 흙은 양질의 바이오 원적외선을 방사하여 시멘트와 공해에 찌든 현대인의 몸을 맑게 정화시켜 주고 건강을 유지시켜 준다. 우리의 옛 선조들은 초가집(토담집)을 짓고 아궁이에 불을 때며 흙으로 만든 구들방에서 생활 했다. 하루 종일 힘든 농사 일을 하여 피로에 지친 몸도, 흐린 날이나 장마에 무겁고 결린 몸도 흙 온돌방에서 땀을 흘리고 나면 아침에 거뜬히 일어날 수 있었던 비결은 바로 따뜻한 온돌방 아랫목 흙에서 나오는 원적외선 때문이었다. 흙벽으로 싸인 초가집의 지붕과 벽도 햇볕을 받아 원적외선을 방출하여 방안 가득한 원적외선 룸에서 생활했기에 목욕 한번 제대로 못하고 항생제 없이도 큰 병을 모르고 살았다.

이 같은 조상들의 슬기로운 주거 문화에는 흙이 없어서는 안 될 귀중한 재산이었다. 흙을 통한 열은 일반 열보다도 80배나 더 깊숙이 그 대상에 침투하는데, 그 이유는 열이 흙을 통과하면서 원적외선을 방출하기 때문이다.

[지지]
자자 축축 인인 묘묘 진진 사사 오오 미미 신유 술해

☞ 건　강 ☜

**건처재사우(健 · 妻 · 財 · 事 · 友)

　어느 사무실을 방문하여 귀동냥을 한 몇 자의 글이 너무 아
름다워 적어본다.

　기후는 미묘하게 바뀌가며 우리들의 삶을 조절한다. 덥게
하거나 춥게 하거나 더러는 폭풍을 몰아치는 변덕스런 날씨
를 만들어 놀라게 한다. 일생을 살아가면서 따사로운 좋은 날
이나 궂은비, 습한 기운의 날씨만으로도 인간의 삶에 영향을
끼친다.

　동물들이나 조류의 무리들 또는 바다의 고기떼가 움직이는
장관을 보면 모두들 같은 형세를 이루며 같은 방향으로 움직
인다. 더러는 무리 중에서 이탈하여 낙오되는 것들이 있는데,
그들은 천적으로부터 테러를 당하여 먹이가 되기도 한다.

　인간사가 아무리 목적이 있고 아름다운 것 같아도 종말에
는 모두 헛되다고 하지 않는가. 물론 종교적인 차이는 있지
만, 즉 대열에서 낙오되는 것이 나의 일이 아닐 것 같아도 모
두 겪으며 살아가는 것이다. 따라서 인간에게 윤리적인 의식
으로 목표의 범주를 벗어나지 않는 범위 내에서 몇 가지의
중요한 것을 들어보라면 필자는 당연히 다섯 글자를 내놓는

다.

첫째는 건(健)이라는 건강이다. 건강하지 않으면 아무것도 할 수 없다. 특히 산업사회의 발달로 인해 선천적인 장애로 얼마나 많은 이들이 고통 속에서 헤매는가. 예전에 없었던 희귀한 병들이 생기며, 과학은 또 연일 뒤쫓아 그것을 규명하기에 바쁘다.

이렇게 특별한 경우를 제외하고 일반적인 경우를 논할 때 당신은 건강한가? 이 책을 부여잡고 있는 당신은 이미 건강에 대한 진취적인 흥미를 가지고 있는 것이다. 건강은 반드시 건강할 때 지키는 습관을 갖도록 생활화해야 한다.

둘째는 처(妻)인 가정이다. 딱히 무얼 더 이야기하랴. 가화만사성(家和萬事成)이라는 글귀로 말을 맺자.

셋째는 재(財)이며, 재는 물질을 마한다. 황금만능 시대에 어쩌면 가장 고귀한 것인지도 모른다. 아이러니한 이야기를 한번 해보자. 경제와 정치의 논리에는 공통점이 있는 반면에 상극이 되는 점이 있다. 정치나 경제에서 제도권 안에 있는 사람들에게는 무소불위의 권력이 내재되어 있다.

한마디로 막강한 힘이 있다. 시간으로 구분하여 비유한다면 내 시간은 내가 사용하고 남의 시간도 사용하는 이른바 지휘자인 것이다. 마음과 행동을 지시하는 대로 상대방이 움직여 주는 것은 돈과 권력에서 비롯된다. 또한 모두 한시적인 공통점이 있다.

3대 가는 재벌이 없고 영원한 권력자가 없다고 했다. 마지막으로 모두 서림들의 힘을 이용한다는 것이다. 정치가가 되는 과정도 1인 1투표에 한정되어 있다. 재벌이 되는 과정도 서민들이 항시 사용하는 제품을 팔아야 하는 기초 상품에서 비롯된다. 이렇게 재(財)는 인간들의 축복(?) 속에서 이루어진다는 점을 알아야 할 것이다. 명확한 사실은 건강과 재는 같은 맥락의 선상에 있다는 점이다. 건강하고 기가 충만할 때 재의 축적이 이루어진다.

넷째는 사(事)로서의 일이다. 어떤 경우이든 사람이 일을 안 하고 논다면 그 사람은 추하게 보일 뿐이다.

어떤 일이든 각자의 맡은 바 임무에 충실하게 일하는 모습은 정말 아름답다. 필자의 성경 탐독과정을 다섯 글자로 줄여본다면 '공짜는 없다'이다. 세상에는 절대 공짜는 없으니 열심히 일을 해야 하지 않겠는가.

다섯째는 마지막인 우(友)이다. 건강이 좋고 가정이 행복하니 재산이 있을 것이며, 일을 열심히 하고 우정을 돈독히 하는 지혜를 터득한다면 세상에 부러울 것이 없지 않을까.

이상의 다섯 가지 글을 떠올리며 인생을 부끄럼 없이 살아간다면 얼마나 행복할까? 부딪쳐서 깨지고 넘어지고 둥근 마음에 모가 나서 상처를 받아 지친 육신을 감당할 길 없는 나그네 같은 인생살이가 힘겨워지는 것은 이상과 같은 다섯 글자의 행동이 부족했기 때문이 아닌가 생각된다.

건강! 아무리 외쳐도 지치지 않는 외침이 아닌가! 건강은 반드시 건강할 때 지키는 지혜를 터득하자.

■부록■
Ⅰ. 아토피성 피부염

1. 아토피성 피부염이란

우리 주변에는 오랫동안 계속되는 가려움증 때문에 고생하는 사람들이 많다. 극심한 가려움증의 원인 중 하나가 아토피성 피부염(흔히 태열)이다. 아토피(Atopy)란 용어는 '이상한' 또는 '부적절한'이란 뜻을 가지고 있다. 아토피성 피부염은 원인도 아직까지 확실하게 규명되지 못하고 있으므로, 증상도 피부 건조, 습진 등으로 다양하게 표현되는 대표적인 알레르기성 피부질환이라고 할 수 있다.

아토피성 피부염은 심한 가려움증을 수반하는 재발성 만성피부염이다. 유전적 소인이 있어서 아토피성 피부염, 알레르기 천식, 알레르기 비염, 알레르기 결막염, 음식 알레르기와 같은 알레르기 환자 자신이나 가족에 동반되는 경우가 많다. 이들 질환은 환자 개개인의 유전적 소인, 환경, 연령 등에 따라 단독으로 또는 여러 질환이 동시에 나타나는 수가 있다.

이는 매우 흔한 피부병으로 어린이의 약 10~15%가 아토피성 피부염을 가지고 있으며, 75%의 환자가 1세 이전에 발생된다. 태열은 한 살 미만 아기의 아토피성 피부염을 말하며, 보통 걸어다닐 때가 되면 사라지고, 습진도 얼굴과 목에 국한된다. 그러나 한 살이 지나도 증상이 호전되지 않고 습진이 얼굴, 목에서 몸통, 사지로 퍼지면 아토피성 피부염이다. 즉 약 90%의 어린이 환자가 5년 내에 저절로 호전되며, 약 5%의 환자가 어른이 되어도 지속된다고 한다.

2. 아토피성 피부염 발생원인

아토피성 피부염을 유발하는 원인은 아직은 확실치 않으며, 유전적인 요인과 환경적인 요인이 관여한다고 한다. 알레르기는 아토피성 피부염을 일으킬 수 있는 하나의 인자라고 할 수 있다. 예를 들어 집안에서는 진드기, 집먼지, 진균이나 집을 지을 때 사용한 재료나 페인트에서 포르말린, 메틸벤젠 등의 유해성 유기화합물이 공기 중에 노출될 수도 있으며, 식품이나 식품에 첨가한 화학물질에 대한 과민반응으로 유발될 수도 있다.

아토피성 피부염에서 면역 이상은 면역 글로블린(IgE)이 인체 내의 혈관 주위나 피부에 있는 비만 세포의 표면에 붙어 있다가 재차 항원이 인체에 침투하면 면역 글로블린과 결합하여 비만 세포를 활성화시켜 히스타민 등 화학물질을 분비시킨다. 이러한 화학물질이 혈관과 피부를 자극하여 피부에 붉은 반점과 부종, 가려움증을 일으키고 아토피성 피부염을 유발, 악화시킬 수 있다.

아토피성 피부염 환자는 피부가 건조해지는 경향이 있어 여름에는 피부의 땀구멍이 잘 열리지 않아 땀을 배출시킬 수 없기 때문에 땀띠가 잘 생기고, 겨울에는 피부에 습기가 부족하여 건조해지고 거칠어진다. 신생아나 유아기에는 피부나 내부기관이 아직 성숙되지 못해서 땀띠가 잘 생기고 온도의 변화에 잘 적응하지 못한다. 그러나 점차 커 갈수록 피부가 정상적인 기능을 갖게 되고, 면역기관이 피부 표면에 장벽을 형성하게 된다. 이는 아토피성 피부염이 초등학교에 들어갈 때쯤 저절로 사라지는 이유라고 할 수 있다.

아토피성 피부염을 악화시킬 수 있는 요인은 건조한 피부, 주변의 온도와 습도 정도, 심한 운동과 땀, 때밀이, 양모 및 섬유 등에 의한 피부 자극, 음식물, 약물, 집먼지, 동물털, 자극성 화학물질, 감염이나 정신적 스트레스 등이다.

규칙적으로 우유를 먹었던 엄마의 모유에서는 Bovine-beta-lactoglobulin이 검출된다. 이는 모유를 먹는 건강한 유아가 우유의 단백질에 대한 면역 글로블린에 대한 항체를 생산하게 되고, 우유가 들어가는 이유식을 먹기 전에 이미 아토피성 피부염에 대한 특이한 면역 글로블린 항체를 갖고 있을 위험이 있다. 음식 항원에 대한 감작은 자궁 내에서부터도 생길 수 있다. 임신 중에 알레르기를 일으 킬 수 있는 음식을 피한다면 유아에게서 아토피성 피부염 을 피할 수 있을 것 같다.

외적 원인으로 우리가 사용하는 수돗물에 문제가 있는 데, 이는 수돗물의 염소 잔유물이 피부 성숙에 장애를 일 으켜 아토피성 피부염을 일으키는 원인이 된다고 주장하 는 사람도 있다. 급수관은 pH8이고, 염소가 0ppm, Supercooled water는 20~30ppm이고, 수돗물은 200~ 300ppm의 염소 농도여서 아토피성 피부염의 방지에 수 돗물의 탈염소요법(Dechlorination therapy)이 필요하다 고 주장하는 사람도 있다.

3. 아토피성 피부염 치료방법

아토피성 피부염은 성장하면서 대개는 자연적으로 낫 는 병으로 알려져 있다. 만약 증상이 계속된다면 이는 환 자 개개인의 악화 요인, 나이, 가려움증 및 피부염의 심한 정도, 동반된 호흡기, 알레르기 질환의 유무 등에 따라 달 라진다. 증상을 악화시킬 수 있는 원인을 피하고 치료방 법을 정한 후 적절히 관리해 나간다면 환자는 특별한 불 편 없이 일상생활을 계속할 수 있다.

근래에는 새로운 면역 억제제나 조절제가 치료에 이용

되기도 하지만 아직은 증상에 따른 외용제나 보습제를 이용하여 치료하고 있다. 특히 유치원 이상의 소아나 성인의 아토피성 피부염은 성상신경절 차단치료요법으로 난치성인 가려움증이나 알레르기 반응에 치료가 시도되고 있다.

3-1. 악화요인을 제거

혼한 악화요인으로는 건조한 피부, 과도한 주변 온도 및 습도, 심한 운동 및 발한, 때밀이, 양모 및 섬유 등에 의한 피부 자극, 음식물, 약물, 꽃가루, 집먼지, 동물털, 자극적 화학물질, 감염, 정신적 스트레스 등이다.

1) 자극제
- 외부 자극을 예방하기 위해 비누, 용매나 또 다른 피부를 건조하게 하는 제제 사용을 최소화해야 한다.
* 비누 사용시에는 기름기 제거가 거의 없으며, 중성 pH(예 : Dove, Tone, Alpha Keri, Basis, Lowila, Neutrogena) 비누가 아닌 세척제(Cleansing agent)도 있다(Aveeno, Emulave).
* 옷에 세탁 합성세제가 남아 있어 자극할 수 있으므로 2차 헹구기를 해서 사용한다.
- 손 피부염시
용매, 비누 : 합성세제를 피하도록 하고, 이러한 먼지,

오물, 열 등의 자극제에 노출되는 직업이나 취미를 피하도록 함. 자주 씻을 때는 씻을 때마다 피부연화제를 바르도록 할 것. 또는 물세척이 아닌 방법, 즉 Cetaphil을 이용. 강력한 자극제를 사용할 때에는 적당한 장갑을 끼는 것도 중요하다.

- 만약 땀이 나서 가려울 때

활동을 변화시키고 땀이 적게 나는 환경으로 개선시킴. 일하거나 수면시 적당한 온도(68∼75F), 습도(45∼55%)를 유지. 나일론, 모직이나 딱딱한 직물보다는 면으로 만든 올이 성기고 통풍이 잘되며, 몸에 꽉 맞지 않는 옷을 입도록 한다.

2) 알레르기를 일으키는 물질

공기나 음식에 있는 유발물질은 아토피성 피부염을 일으킨다. 피부반응검사(RAST)를 시행하여 원인을 찾을 수도 있으며, 치료는 이러한 물질을 피하도록 한다. 때로 공기정화기를 사용하여 집이나 작업장에서 공기의 유발물질을 감소시킬 수 있다. 아토피성 피부염의 식사 관리는 의사들 사이에서도 논쟁이 되고 있는 문제이다.

가장 흔한 알레르기 물질은 달걀, 우유, 간장, 밀, 땅콩 및 물고기 등이다. 그러나 이러한 음식을 과도하게 제한시킨 식단은 영양실조를 일으킬 수 있으므로 주의해야 한다. 모유를 먹는 유아와 우유를 먹는 유아에게서 아토피성 피부염의 발생 정도는 확실치 않으나, 많은 의사들은 모유가 적어도 생후 3~6개월 동안은 피부염의 발생을 지연시킬 수 있다고 믿고 있다.

아토피성 피부염 환자에게서 식품 알레르기 반응을 테스트하는 이유는 알레르기를 유발하는 음식물만 식단에서 제외되면 치료가 쉬워지고 자연치유를 높일 수 있기 때문이다.

3) 감　염

박테리아, 진균, 바이러스 감염이 있을 때는 습진을 일으킬 수 있다. 진물이 나고 딱지가 지거나 융기가 생기면 감염검사를 시행해야 한다. 단순포진이 가끔 감염의 원인이 될 수 있으므로 국소나 전신 항바이러스제(Acyclovior)를 도포한다. 무좀이 12세 이상 어린이에게서도 생길 수 있다.

4) 기후 변화

대부분 건조한 계절인 겨울과 봄철에 걸쳐 나빠지는 경우가 많고, 햇볕이나 더위에 민감한 사람은 여름철에도 악수도 있다. 따라서 연고나 로션 등을 발라준다.

5) 감정적 스트레스

흥분, 분노, 불안, 좌절은 아토피성 피부염 환자에게서 흔히 경험할 수 있으며 합병증을 유발할 수 있다. 가족의 적대감, 피해의식, 거부반응이 추가되면 가족의 구조는 깨지게 된다. 따라서 당신이나 당신의 가족은 이 아토피성 피부염 같은 만성질환을 이해해야만 하고 이러한 감정에서 벗어나도록 해야 한다. 빨리 나아야 한다는 압박감에 대한 좌절을 하지 말아야 한다. 현재 스트레스성 질환에 신경차단요법 같은 효과적인 치료방법이 소개되고 있다.

3-2 급성기의 치료

대개는 급작스런 증상 악화시 집에서 통원치료하지만, 어떤 의사는 만성염증 순환을 억제하기 위해서나 병이 더 나빠질 것을 염려하여 간단히 입원을 권하는 경우도 있다. 5~6일 정도 입원해서 치료하면 피부염증이 깨끗해질 수도 있다. 급성으로 진행시 하루 3~4회, 15~20분간 목욕을 해야 한다. 피부를 촉촉하게 하는 것 이외에도 목욕 직후 약제를 바르면 약 10배 이상 잘 피부에 침투된다. 목욕 후에 축축하게 싸는 것도 피부를 촉촉하게 하고 약물의 침투를 증가시킨다.

잠잘 때도 축축하게 싸는 것은 가장 실제적이고, 탄력가재를 한 후 붕대로 감거나 잠옷을 2벌 입는다. (첫번째 잠옷은 축축하게 입고, 두번째로 마른 옷을 입는다.) 딱 맞게 하기 위해 잠옷보다는 사우나옷을 입기도 한다. 손이나 발은 양말을 이용한다. 몇 개의 담요나 방안 온도의 따뜻함은 오한을 방지하기 위해 3~7일간 필요하다. 아토피성 피부염은 생활하기 곤란한 질환이지만 여러 가지 치료로써 개선시킬 수 있다. 치료는 개개인에 따라 다르고 악화시키는 요인은 피해야 한다.

3-3. 만성질환의 치료요법

1) 물기를 유지(보습제)

피부가 지방이나 기름기가 부족해서가 아니라 수분을 유지 못해서 건조해질 수 있다. 피부 보습 치료 없이 손을 자주 씻거나 목욕을 자주 하고 때를 미는 행동 같은 것은 피해야 한다.

목욕은 일차적으로 피부에 축적된 땀, 자극성 물질, 알레르기, 유발물질, 포도상구균 등을 제거하는 효과가 있다. 따라서 건조한 피부를 좋게 하기 위해 피부에 수분을 추가해 주고 수분을 유지할 수 있도록 유지나 기름이 포함된 물질을 이용한다. 또한 가려운 부위에 약간 미지근한 물로 15~20분간 대야, 목욕탕, 샤워 등을 해서 흠뻑 적셔 준다.

그리고 나서 피부에 남아 있는 많은 물기를 부드러운 수건으로 가볍게 두드려서 닦아주고 즉시 오일이나 피부윤활제(Aquaphor, Eucerin, Crisco, White, Petroleum)를 발라준다. Petroleum이나 Criso는 피부에 수분을 공급하는 것이 아니고 더 이상의 수분 손실을 막아주는 역할을 한다. 목욕유 사용은 윤활시킨다는 거짓 느낌을 줄 수 있기 때문에 추천하지 않으며, 욕조에서 미끄러질 가능성이 있어 위험하다.

대부분 환자는 피부의 습기를 유지하기 위해 촉촉하게 하는 보습제로서 2~3개의 제제를 선택해서 사용한다. 피부보습제는 친수성의 연고가 좋은데, 이때 피부가 물질에 의해 자극을 받을 수 있으므로 주의를 요한다. (Eucerin, Aquaphor, Lubriderm, Vaseline, Dermatology lotion, Moisturel, Curel) 최근 천연 세라마이드를 주성분으로 하는 보습제가 소개되고 있다.

2) 타르제제(Tar preparation)

가공하지 않은 콜타르의 추출물이나 타르는 도포하는 스테로이드의 필요량을 감소시킨다. 5%의 LCD(Liquor carbonis detergens)는 Aquaphor 같은 크림으로 미용 특성도 가지고 있다. 타르젤 제품(Estar Gel, Psorigel)은 알코올 성분이 있어 이미 빨갛고 염증이 있는 부위에 화상이나 자극을 줄 수 있다. 타르젤 제품은 피부윤활제 사용 후에 바른다.

3) 바르는 스테로이드 제제

국소적 스테로이드는 습진치료에 자주 사용되지만, 이러한 약제 사용은 언제, 어떻게 사용하는가에 대하여 잘 이해해야 한다. 크림이나 연고같이 국소적인 사용은 염증이나 가려움증을 줄이는 데 도움이 된다. 머리 부분이나 털이 많이 난 부분에는 스프레이를 사용할 것.

스테로이드 도포는 피부에서 잘 흡수되도록 목욕 직후에 충분히 흠뻑 적신 후에 사용한다. 스테로이드 도포는 하루에 2번 이상 해서는 안 된다. 국소 스테로이드 제제는 피부의 혈관수축반응 정도에 따라 역가를 구분하며, 역가에 따라 임상 적용이 달라지는데 이는 심한 부작용을 방지하기 위해서이다.

안면부, 성기부, 간찰부에는 저역가 제제의 사용을 권장하고, 체간이나 만성태선화 병변에 장기간 사용시에는 중역가 제제, 최고 역가의 제제는 단기간 사용해야 한다. 또한 병변의 특성에 따라 제제를 선택해야 하는데, 건조하거나 만성태선화 병변에는 연고나 크림 제제를, 삼출성이거나 병변이 온몸에 퍼져 있는 경우에는 로션을 선택하는 것이 좋다.

하이드로 코티손 연고나 크림은 유아, 소아나 성인의 주름잡히는 곳에 생긴 습진 치료에 사용할 수 있으며, 엷게 펴듯이 발라 준다. 더 강력하게 바르는 스테로이드 제제는 얼굴, 목, 겨드랑이, 사타구니의 엷은 피부 등에는 발라서는 안 된다. 중간 정도로 강력하게 바르는 스테로이드 제제로서 의사의 지시하에 0.1%의 Triamcinolone이나 0.25%의 Fluocinolone을 하루에 1~2회 바를 때는 안전하고, 신체의 다른 부위의 습진이 심한 곳에 바르면 효과가 좋다.

바르는 스테로이드의 부작용은 제제의 역가, 사용기간

에 따라 발생할 수 있으며, 피부가 얇아지고(위축) 피부의 색깔이 변하(탈색)나 발진이 생길 수 있고, 전신 부작용으로는 장기간 많은 양을 사용했을 때 부신기능이 억제될 수도 있다.

4) 먹는 스테로이드 제제

경구 프레드니손 같은 전신 스테로이드의 사용은 만성 아토피성 피부염 환자에게는 사용하지 않는 것이 원칙이다. 부작용이 크기 때문이다. 환자가 급성 악화를 보이는 경우에만 일시적으로 사용 후 끊는다. 소아에게는 키가 크지 않게 되거나 위궤양, 골다공증, 고혈압의 원인이 되기도 하고 백내장, 녹내장으로 실명할 수도 있다.

5) 광선 치료(자외선 치료)

자외선(UVB나 PUVA) 요법은 다른 치료에 잘 듣지 않는 경우에 도움이 될 수 있다. 자외선은 1주에 3~4회 필요하고, 의사의 지시하에 사용해야 한다. 만약 살갗이 희지 않고 햇볕이 피부염을 악화시키지 않는다면 자연 햇빛을 적당량 쪼여도 좋다.

그러나 햇볕이 화상이나 피부를 더 가렵게 할 수 있는 뜨겁고 습기 있는 환경은 땀을 많이 나게 하고 가려움증을 일으킬 수 있어 피해야 한다. UVA(320~400nm)가 UVB(290~300nm)보다 효과가 좋다는 보고가 있다. 단파장인 UVA(UVAII, 320~340nm)와 장파장(UVAI, 340~400nm)은 모두 UVB에 비해 치료효과가 우수하지만 이중 장파장인 UVAI는 특히 우수하다.

고강도 UVA는 병변 부위의 호산구와 표피 랑그한스 세포에 작용하는 것으로 알려져 있으며, PUVA는 병변이 광범위하고 심한 환자에게 사용된다. 자외선의 급성 부작용은 햇볕의 화상, 가려움증 유발, 색소 침착 등이고, 장기간 치료시에는 피부의 조기 노화와 암의 위험이 높아진다.

6) 항생제

피부에 박테리아가 감염되어 자극을 감소시킬 목적으로 전신적 항생제가 사용된다. 항생제를 사용할 때 (Erythromycin) 천식 환자에게서 Theophylline을 같이 복용하고 있던 경우 약물의 대사가 길어질 수 있으므로 주의해야 한다. Methicillin 내성균주에 듣는 것을 선택하여 사용한다.

그 외 Clindamycin, Dicloxacilline 등을 사용한다. 아토피성 피부염 환자에게서 미란, 수포 및 농포 등 감염성 병변이 발생했을 때 단순 포진 감염을 고려하여 항바이러스 제제 사용을 고려해야 한다.

7) 항균제 국소용 항균제

Mupurocin은 피부로 거의 흡수가 되지 않으며 내성균이 잘 생기지 않아 피부 표면에 존재하는 세균을 줄이고 피부 증상을 경감시켜 증상을 완화한다.

8) 항소양제(가려움증 치료)

가려움증은 모든 증상 중에서 가장 괴로운 증상이다. 일차 치료의 목표는 소양증 치료 및 피부염의 완화이다.

- 전신적 항히스타민제 : Hydroxyzine, Diphenhydramine, Chlorpheniramine, Premethazine

- 항불안제 : Doxepin, Amitriptyline

Doxepine은 H_1과 H_2 수용체에 모두 작용한다.

Hydroxyzine의 대사산물로 만들어진 Cetrizine도 환자에 따라 효과가 크다.

항히스타민제는 안정, 진정작용을 통해서 긁는 것을 줄이고 적당한 용량을 규칙적으로 투여한다. 국소용 5%의 Doxepine 크림이나 Cromoglycate도 소양증을 감소시킨다는 보고가 있었으나 광범위 도포시 진정효과를 보였고, 알레르기성 접촉성 피부염을 유발하기도 한다.

저녁에 심하게 가려워지므로 수면제까지 투여할 수 있다(의사 처방). 손톱을 깎고 면장갑을 밤에 끼고 있으면 직접 긁는 것을 최소화할 수 있다. 아이들에게는 긴 양말을 장갑 대신 사용하는 것이 깊은 잠을 잘 때 우연히 벗어지는 것을 막을 수 있다.

9) 면역억제제

부신피질호르몬제 : 장기간 사용할 때 심각한 부작용 (Azathioprine)과 Methotrexate는 현재 잘 사용되지 않고 Cyclosporine A(5mg/kg/일)가 효과적이라고 알려져 있다. 그러나 복통, 고혈압, 고빌루루빈증, 신손상 등 부작용이 보였고, 치료 중단 후 병변의 재발이 관찰되어 선택적 사

용이 필요하다. 국소적으로는 Tacrolimus 또는 0.1%의
FK-506이 Cyclosporine과 기전이 비슷하고, 역가는 더 높
으며, 더 작은 크기를 갖고 있어 효과적이다. 1%의 SDZ
ASM 981 크림은 FK-506과 유사한 작용으로 소양증과
찰상이 호전된다.

10) 생체반응 조절제

감마 인터페론(INF-)을 피하로 주사한다. Thymopentin
(흉선호르몬의 활성 Pentapeptide)은 성숙한 T임파구의
분화를 촉진 : 단순 포진의 재발성 환자에 사용한다.

그러나 고가 약품이고 치료기전, 효능, 안전성에 대한
연구가 필요하며, 다른 치료에 반응하지 않거나 심한 부
작용이 발생한 환자에게는 선택적으로 사용한다.

11) 면역치료 : 정맥 내 면역 글로블린 주사 방법

스테로이드에 잘 듣지 않는 난치성 질환에 투여하여 효
과가 있다는 보고도 있으나, 약 29%에서는 아무런 증상의
개선을 보이지 않았다고 한다. 아직 더 많은 연구가 필요
하다고 본다.

12) 음식요법

개인에 따라 알레르기를 일으킬 수 있는 음식, 호흡 알
레르겐 및 화학물질을 피해야 한다. 일부의 환자에게서
옥수수 기름과 앵초 기름이 많이 든 음식을 먹어 호전되
었다는 보고가 있다. 최근 γ-Linoleric acid를 상품화한
Epogam이 있다.

13) 한방치료

독을 없애고 열을 풀어주는 갈근을 끓여 마신다. 그늘에서 말린 국화를 꿀에 버무린 후 온수에 타서 마신다. 승마위풍탕(가려움증 치료), 소풍탕(피부진무름 완화) 등.

14) Phosphodiesterase(PDE) 억제제

Ro 20-1724는 아토피성 피부염 환자에게서 PGE2와 IL-10생성을 감소시키고, 국소 PDE 사용시 증상 호전의 실험보고가 있다.

3-4. 성상신경절 차단요법(Stellate ganglionic block)

아토피성 피부염을 일으킬 수 있는 원인은 피부에 묻은 먼지, 음식(달걀, 우유, 콩 등) 등에 의한 과잉 면역반응으로 피부에 알레르기 반응이 생긴다고 알려져 있다. 그러나 일부 보고에 의하면 달걀, 콩, 우유 등을 먹지 않더라도 증상이 호전되는 것은 두 살 정도까지이며, 그 이후로는 증상 호전을 기대할 수 없다는 주장도 있다.

피부에 있는 방어막은 세균이나 바이러스, 땀, 먼지나 화학물질 등이 피부에 자극하지 않도록 하는 기능을 갖고 있는데, 세라미드의 분비가 적어지면 이러한 기능이 감소된다.

또한 가려움증으로 긁게 되면 이러한 보호막이 없어져서 증상이 악화된다. 적합한 약제의 사용은 전문의의 상담이 필요하다. 성상신경절 차단치료요법은 교감신경의 흥분을 억제하고 면역반응을 정상화하여 가려움증을 감소시킨다고 한다.

II. 알레르기성 비염

1. 알레르기성 비염이란

알레르기성 비염은 달리 '코에 나타나는 천식'이라고도 한다. 천식이 기관지에서 일어나는 알레르기 반응이라고 한다면, 비염은 코의 점막에서 발생하는 알레르기 반응이기 때문이다. 알레르기성 비염은 호흡 중에 콧속으로 흡입된 특정한 이물질(항원)에 대해 콧속의 점막에서 일련의 면역학적 반응이 일어나 재채기를 연속적으로 하게 되고, 동시에 맑은 콧물이 흐르고, 가려움증으로 눈과 코를 문지르게 되고, 코막힘 증상들이 나타나는 질환이다.

최근에 환경오염과 공해의 증가로 알레르기성 비염이 세계적으로 증가되는 추세에 있다. 발생 연령은 어느 나이에서도 가능하지만 소아나 청소년기에 흔히 발생한다.

2. 알레르기성 비염의 원인

중요한 유발인자는 흡입성 항원, 식이성 항원, 온도나

습도 등 외부의 기후조건, 비강 내의 해부학적 구조 이상 및 정신적 스트레스 등이다. 또 이러한 과민반응은 유전적 경향이 있는 것으로 알려져 있다. 알레르기성 비염의 흡입 항원이 되는 것으로는 꽃가루, 집먼지, 집먼지진드기, 집안의 유독성 화학물질, 곰팡이, 세균, 동물의 털이나 비듬 등에 이르기까지 그 종류가 실로 다양하다. 영유아에서는 음식, 특히 우유가 가장 흔한 원인이 된다. 계절성 비염은 주로 급성으로 나타나고, 꽃가루나 곰팡이 등이 원인인 경우가 많다. 통년성 비염은 집먼지진드기, 애완동물의 털이나 비듬, 직업성 물질 등이 원인이 된다.

3. 분 류

비염의 분류는 크게 알레르기성 비염과 비알레르기성 비염으로 분류한다. 비알레르기성 비염은 감염에 의한 감기, 콧속의 구조 이상, 임신이나 내분비 이상, 부적합한 약제 사용 등의 물리적 원인, 그 외 정신적 스트레스 등에 의해서 초래될 수 있는 비염이다. 알레르기성 비염은 특정한 계절에만 발병하는 계절성 비염과 1년 내내 일어나는 통년성(通年性) 비염으로 구분한다.

구미 지역에는 꽃가루에 의한 계절성 비염이 많으나, 우리나라에서는 집먼지와 집먼지진드기, 곰팡이류 등에 의한 통년성 비염형이 대부분을 차지하고 있다. 그 외 개, 고양이, 새 등 애완동물의 털이나 비듬에 과민한 환자가 이런 애완동물을 키우는 집에 가거나 동물을 가까이 할 때 증상이 발생하는 산발적인 알레르기성 비염도 있다.

4. 증   상

알레르기 비염 환자의 가장 주된 증상은 재채기, 코막힘, 콧물 등이다. 이런 증상이 지속적으로 나타나거나 자주 재발되면 우선 이 질환을 의심해 보아야 된다. 그러나 이 세 가지 증상이 반드시 함께 나타나는 것은 아니다. 때로는 눈이나 코 또는 입 천장에 가려움증을 느끼는 일도 있고, 눈물이 많이 나오거나 눈이 충혈되고 눈꺼풀이 붓는 일도 있다.

입맛 또는 냄새 맡는 능력이 없어지거나 감소되는 일도 있는데, 이것은 비점막의 부종 또는 염증에 의해서 냄새가 후각 수용체에 도달할 수 없기 때문에 발생한다. 이런 증상은 연령에 관계없이 나타나지만, 특히 어린아이의 경우는 가려워서 코를 문지른다거나 씰룩거리는 습관이 생길 수 있으기, 이로 인해 코점막이 헐어 코피를 흘리는 수도 있다. 계절성 알레르기성 비염은 이러한 증상이 특징적으로 해마다 일정한 계절이 되면 나타나고, 통년성 알레르기성 비염은 1년 내내 증상이 있으면서 스트레스나 심리 상태의 영향으로 악화될 수도 있다.

해부학적으로 비점막은 자연공을 통해서 부비동으로, 이관을 통해서 중이강 내로, 또 비인두와 기관지로 연결되므로 알레르기성 비염의 치료가 제대로 되지 않을 경우 부비동염(축농증), 삼출성중이염, 기관지염, 천식의 악화, 후각기능 감퇴 등을 초래할 수 있으며, 이렇게 되면 치료가 더욱 힘들어지게 된다.

5. 치료 및 예방

알레르기성 비염의 치료에는 크게 항원회피요법, 약물요법, 수술요법, 면역요법, 환자 및 보호자의 교육 등이 있다.

5-1. 치 료

1) 항원회피요법

가장 확실하고 완전한 방법은 항원의 침입을 방지하는 것이다. 그러나 알레르기성 비염은 호흡시에 항상 항원에 노출되어 있기 때문에 항원의 침입을 방지하기 어렵다. 특히 통년성 알레르기성 비염의 가장 흔한 원인 항원인 집먼지와의 접촉은 완전히 회피하기가 어렵다는 것이다. 그러나 모든 알레르기의 원인 중에도 실제로 가장 중요한 것은 아마 찬공기 알레르기일 것이다. 이것은 집먼지 등과는 달리 충분히 회피할 수도 있다. 이러한 노력과 다른 치료를 병행하면 만족스러운 임상효과를 거둘 수 있다.

2) 약물요법으로는 다른 알레르기와 마찬가지로 항히스타민제, Cromolyn, 혈관수축제, 비만세포 안정제, 스테로이드제, 항콜린제 등이 있다. 약제를 선택하는 데 있어서는 알레르기 비염의 종류나 원인, 증상 등을 고려하여 적절히 선택해야 한다.

3) 수술요법은 심한 비폐색감을 호소하거나 증상을 악화시키는 비강의 형태적 이상이나 부비동염 등이 있을 때 수술적 처치를 한다. 수술은 반드시 최후 수단으로만 시행하는 것은 아니고, 증례에 따라서 약물치료와 병행하든지 혹은 먼저 시행할 수도 있다.

4) 이러한 대증요법에도 호전이 없을 경우에 원인이 되는 항원을 소량으로부터 단계적으로 증량하면서 피하주사하여 면역을 올려주는 면역요법이 있는데, 아직은 그 기전이 불확실하고 불분명하여 그 효과에 대해서는 논란이 많은 실정이다.

5-2. 유발 인자에 대한 환경조절, 교육

1) 증상을 악화시킬 수 있는 요소나 원인 항원에 노출되는 것을 피하도록 하는 환경의 조절이 중요하다.

* 집먼지의 구성 성분 중에서 진드기가 주항원이므로

진드기의 번식을 억제하기 위하여 침구나 카페트 등을 건조한 상태로 보관하고, 진공청소기의 사용 등으로 항원침입을 방지한다. 집안을 청소할 때는 환자를 2시간 이상 바깥에 있게 한다.

 * 새나 동물의 털은 알레르기 비염의 원인 항원이 되므로 기르지 말고, 털로 된 물건(장난감이나 털옷)도 가까이 두지 않도록 한다.

 * 항원뿐만 아니라 유인(誘引)도 피해야만 된다.

유인이란 환자의 예민한 비점막을 자극하는 각종 자극성인 냄새, 즉 담배연기, 페인트나 래커 같은 칠 냄새, 새로 들여온 가구에서 풍겨나오는 나무 냄새, 연탄가스, 음식이 타는 냄새, 찬바람 등을 말한다.

 * 실내를 너무 덥게 해서도 안 되고, 습도는 50% 정도를 유지한다.

 * 꽃가루가 날리는 계절에는 창문을 열지 않도록 한다.

 2) 알레르기 환자의 치료효과를 위해서는 환자와 보호자에 대한 교육이 매우 중요하고, 그 내용으로는 알레르기 비염에 대한 이해, 치료의 목적, 환경조절 및 약제사용 등이 포함된다.

Ⅲ. 천 식

기관지천식은 적당히 치료하고 앓다가 죽는 병이 아니라 치료 후 폐기능을 잘 유지하면 정상적인 생활이 가능하다는 사실을 잊어서는 안 된다. 최근 전세계적으로 천식 환자가 늘고 있고 천식으로 입원하거나 숨지는 사례도 많아 천식에 대한 새로운 인식과 치료법이 강조되고 있다.

1. 천식이란

천식이란 기관지가 정상인보다 민감해서 조그마한 자극에도 쉽게 반응하기 때문에 생기는 병이다. 천식에 대해서는 한의학의 최고 의서인 내경『素問(소문)』에 이미 '천호(喘呼)', '천명(喘鳴)' 등으로 기록되어 있고, 영어로는 Asthma라고 하며, 그리스어로 숨차다, 헐떡이다는 의미가 있다.

과거에는 천식을 '천명을 동반한 발작적인 호흡곤란의 증상'으로 정의했다. 천명은 기도가 부분적으로 막혀서 숨을 내쉴 때 쌕쌕거리거나 가랑가랑하는 소리가 나는 것을 말한다. 소아의 경우나 천식이 심한 경우에는 청진기를 이용하지 않아도 천명음을 들을 수 있다.

그러나 천명이 없이 만성적으로 기침을 하거나, 가슴에 압박감을 느끼거나, 원인을 알 수 없는 호흡곤란의 증상만 있는 천식도 적지 않다. 호흡곤란의 경우에도 천식의 경우에는 기도가 좁아졌기 때문에 생기는 것으로 치료를 하거나 혹은 자연히 비교적 단시간 내에 소실되는 것이 특징이며, 운동이나 육체 노동을 할 때 생기는 호흡곤란과는 구별되어야 한다.

그래서 최근에는 천식을 다음과 같이 정의하고 있다.

① 여러 가지 자극에 대한 기도의 과민반응이 있어야 한다.

② 광범위한 기도폐색의 증상이 나타나면서 이 기도폐색은 치료에 의해 혹은 자연히 소실되는 특징이 있다. 이것을 가역적인 기도폐색이라고 한다.

③ ①과 ②의 조건을 충족시키면서 기도의 염증성 반응을 보이는 질환을 천식이라고 한다.

그러므로 천명이 있다고 해서 천식이라고 하지는 않는다. 세기관지염이나 천식성 기관지염, 만성폐쇄성 폐질환(COPD : 만성기관지염과 폐기종), 울혈성 심부전증, 폐암과 같은 종격 종양, 기도 내 이물 등도 천명이 나타날 수 있다.

한의학에서는 천식을 효천(哮喘)의 범주에 넣고 있다. 효(哮)라는 것은 목에서 그르렁거리는 소리가 나는 것을 말하고, 천(喘)이라는 것은 호흡이 급박한 것을 말한다. 그래서 목에서 그르렁거리는 소리가 나면서 호흡이 급박한 것을 효천이라고 한다. 천식은 호흡을 할 때 공기가 통과하는 길(기도)이 좁아져서 숨을 쉬기가 어려워지는 상태가 발작적으로 나타나는 질환으로, 일단 호전되면 대부분의 경우 거의 정상 상태로 회복되기는 하나 반복적으로 자주 재발하는 특징을 가진 호흡기 질환이다.

어린이에게서 천식과 유사한 증상을 보이는 호흡기 질환이 많은데, 위에 설명한 정의에 맞지 않는 경우에 천식이라고 함부로 생각하는 것은 환자를 치료하는 데 있어서 많은 문제점을 보이게 되므로 유의해야 한다.

천식은 일단 증상이 시작되면 여러 가지 자극을 받은 기도에서 천식 발작이 일어난다. 특히 환절기에는 감기가 원인이 되어 심한 발작을 일으키므로 각별한 주의가 필요하다. 가족 중에 천식 알레르기 질환의 병력이 있거나 흡연을 많이 하는 사람은 천식에 걸릴 위험성이 높다. 환절기만 되면 발작적인 호흡곤란 때문에 고생을 하는 사람이 있다. 이들은 곤히 잠든 새벽녘에 천식 발작을 일으켜 단잠이 깨며, 숨이 차서 밤을 꼬박 새우며 고생을 하는 경우가 있다. 발작이 일어나면 숨을 제대로 못 쉬기 때문에 안색이 창백해지고 입술이 파랗게 되는 등 고통이 심하지만, 발작이 끝나면 거짓말처럼 깨끗이 낫는 게 특징이다.

2. 천식의 분류

2-1. 원인에 따른 분류

특정 물질에 대한 알레르기가 있느냐 없느냐에 따라 알레르기가 있는 천식을 외인성 천식이라 하고, 알레르기가 없는 경우를 내인성 천식이라고 한다.

1) 내인성 천식

우리나라 성인 환자들은 서양인에 비해 내인성 천식이 많은 편이고 유전적인 요인에 의한 경우가 많다. 내인성 천식은 대개 어른이 된 후에 발생한다. 내인성 천식이란 원인 항원을 밝힐 수 없을 때를 말하고, 감기에 의해 악화되며, 알레르기 피부반응시험에서 반응이 미약하다. 내인성 천식은 진단이 늦어질수록 증상이 심해져서 장기적으로 약물치료를 해야 하고 합병증으로 고생할 수 있다.

원인 규명은 알레르기 피부반응검사와 항체검사, 기관지유발검사 등을 통해 할 수 있다. 천식 증상이 매우 심하기 때문에 경구용 약물을 상용해야 하는 경우가 많고, 계속 한두 달씩 잠을 못 자고 고생하는 경우도 많다.

2) 외인성 천식

일반적으로 주위 환경으로부터의 알레르기 항원이 천

식을 일으키기 때문에 알레르기성 천식이라고도 한다. 외인성 천식(혹은 알레르기성 천식)이란 천식을 일으키는 원인 항원이 밝혀진 경우를 말한다. 외인성은 대개 어릴 때부터 시작하여 계절을 타는 경향이 있고, 유전적인 원인과 더불어 공기 중에 부유하는 물질이 원인이 되는 경우를 외인성 천식이라 한다.

이 경우 본인의 기왕력(旣往歷)과 가족력에 알레르기성 비염과 아토피성 피부염 등 아토피성 질환을 보인 경우가 많다. Allergen의 흡입이 직접 유인이 되며, 맑은 콧물, 재치기, 눈물, 눈의 가려움증 등의 증상을 동반하는 경우가 많다. 발병 연령은 보통 35세 미만으로 젊은 것이 보통이다.

이러한 원인 물질은 집먼지진드기, 애완용 동물이나 가축의 털, 바퀴벌레 등 집 내부에 있는 항원과 꽃가루 같은 외부 항원이 있다. 이들 중 가장 흔한 원인은 집먼지진드기와 그 배설물, 바퀴벌레 부스러기, 애완동물 털, 비듬, 베갯속 메밀껍질, 곰팡이, 꽃가루, 음식, 진통소염제, 금속류, 화학류, 목재 분진, 곡물 및 커피 가루 등이다. 소아들에게 주로 생기며, 알레르기 피부반응시험에서 강한 반응을 나타낸다. 원인이 쉽게 밝혀지는 알레르기 천식은 환경관리, 생활관리, 적절한 약물치료 및 면역치료를 하면 거의 정상생활을 할 수 있다.

알레르기성 천식을 일으키는 원인은 집먼지진드기가

가장 많고, 고양이 털, 각종 꽃가루(화분), 바퀴벌레, 곰팡이 등이 이 질환을 유발시킨다. 그 외에도 담배연기나 대기오염 등과 같은 나쁜 공기, 감기, 스트레스, 부적절한 운동, 음식, 약물 등도 천식을 악화시키는 요인이 된다.

3) 내, 외인성 천식

우리나라 환자의 대부분(80%)은 양쪽을 겸하는 환자들이다.

4) 유발성 천식

운동 뒤에 생기는 천식

5) 아스피린 유발성 천식

아스피린이나 진통제를 먹고 나서 악화되는 천식

6) 직업성 천식

반응성 염료나 송진가루 등 특정물질에 오래 노출되어 생기는 천식

2-2. 증상에 따른 분류

천식 증상의 정도에 따라 4가지로 분류하며, 이러한 분류에 따라 천식의 상태를 파악하고 각 상태에 따라 적절한 치료 및 관리방침을 결정하게 된다.

☞ FEV 1 : 1초간 최대 호기량을 의미하고, 이는 폐활량기로 측정하게 된다. 여기서는 측정치를 같은 연령의 정상치와 비교하여 정상보다 얼마나 저하되어 있는가를 가

지고 적용하게 된다.

☞ PEER : 최대 호기측정기로 측정하며, 하루에 자신의 최대치에 비해 최저치가 얼마나 변동하는가의 변동률을 계산한다.

3. 천식의 원인

천식의 병인은 그리 간단하게 설명할 수 있는 것이 아니다. 천식의 병인에 대해서는 예로부터 여러 가지가 지적되고 있다. 그중에서 상당한 요인을 차지하고 있는 것이 알레르기이다. 그러나 실제로 알레르기 단독으로만 천식을 일으키는 경우보다는 감염이나 자율신경계의 실조(失調), 내분비계의 이상, 수용체의 차단 상태, 정신적인 요인 등이 복합적으로 작용하여 천식을 일으키게 된다.

이러한 병인들과 함께 생각해야 하는 것은 환자 개개인이 갖고 있는 유전적인 소인(素因)을 빼놓을 수 없다. 즉 천식의 유전적인 소인이 있는 경우 여기에 알레르기 반응 등의 후천적인 원인이 더해져서 천식을 일으킬 가능성이 한층 더 높아진다. 거기에다 감염 등 위에서 말한 병인들이 추가로 작용하여 천식이 발작된다고 보면 된다.

천식이 왜 일어나는지에 대한 연구는 아직도 꾸준히 이루어지고 있다. 그러나 여러 유발 인자들에 의해 천식 발생이 영향을 받는다는 것은 잘 알려져 있는 사실이다. 이

런 유발 인자들을 잘 피하면 천식 발생을 상당히 감소시
킬 수도 있다. 따라서 이러한 유발인자 중 자신에게 문제
가 되는 것들이 무엇인가를 주의 깊게 살펴보는 것이 매
우 중요하다. 여러 유발 인자들 중에서 가장 흔한 인자들
은 다음과 같다.

① 알레르기
② 식품 또는 식품 첨가물
③ 아스피린 또는 다른 약제들
④ 감정
⑤ 자극 물질 : 담배연기, 세재 냄새 등
⑥ 기후 조건 및 대기 오염
⑦ 감기와 같은 호흡기 감염
⑧ 운동

3-1. 알레르기

모든 천식이 알레르기에 의해서 발생하는 것은 아니지
만, 특히 소아의 경우는 알레르기성 천식이 많으므로 알
레르기가 주된 유발인자이며 직접적인 원인이라 할 수 있
다. 그런데 알레르기를 일으키는 원인(Allergen)들이 매우
다양하며, 연령, 인종, 지역 등에 따라 주된 알레르겐의 차
이가 있을 수 있다. 물론 이런 알레르겐은 천식에만 적용
되는 것이 아니고 알레르기성 비염, 알레르기성 결막염,

두드러기 등과 같은 다른 알레르기 질환에서도 마찬가지로 원인으로 작용할 수 있다. 다만 알레르기 질환의 종류에 따라 주로 원인이 되는 알레르겐은 차이가 있을 수 있다. 천식인 경우에는 특히 흡입성 알레르겐(호흡을 할 때 호흡기로 들어올 수 있는 알레르겐)이 주된 원인이 된다.

주요 알레르겐에는 다음과 같은 것들이 있다.

① 집먼지진드기, 바퀴벌레

② 식물성 알레르겐 : 나무, 풀, 꽃가루 등

③ 곰팡이

④ 동물성 알레르겐 : 동물의 털이나 비듬 등

⑤ 식품 : 우유, 계란 등

이러한 알레르겐 중 사람에 따라 원인이 되는 알레르겐이 다르므로 자신에게 문제가 되는 알레르겐을 확인하는 과정이 필요하며, 그러한 알레르겐을 피하는 조치를 취하는 것이 천식 발생예방에 도움이 된다.

3-2. 식품 및 식품 첨가물

특정한 식품에 알레르기가 있는 경우에는 그 식품 자체가 직접적으로 알레르기 반응의 원인이 되어 천식을 유발할 수도 있다. 이렇게 알레르겐으로 작용하는 식품으로 잘 알려져 있는 것들로는 우유, 계란, 돼지고기, 닭고기, 고등어, 새우, 메밀 등이 있다.

식품은 호흡기 증상보다는 소화기 증상이나 피부 증상을 더 잘 일으키는 경향이 있다. 그리고 식품은 알레르기 반응에 의한 것 외에 음식에 의한 부작용에 의해서도 증상들이 나타날 수 있으므로 음식 알레르기와의 구별이 필요하다. 또한 식품, 특히 가공식품의 경우에는 방부제나 색소 등과 같은 여러 가지 식품 첨가물들이 포함되는데, 이런 첨가물들이 천식을 유발하는 데 영향을 준다. 이 경우는 이런 것들이 알레르기 반응을 통해 염증 반응을 일으키는 것이라기보다는 염증 반응 자체에 영향을 주어 천식이 발생하게 된다.

3-3. 약 품

약품도 페니실린이나 일부 항생제처럼 알레르기를 일으키는 약제들이 있다. 그러나 약제가 직접 알레르기 반응을 일으키지 않고, 염증 반응 자체를 유발하여 천식을 발생시킬 수 있다. 이중 아스피린이 가장 잘 알려진 약제이며, 따라서 천식이 있는 아이에게는 이러한 소염진통제 계통의 약제는 주의하여 사용해야 한다.

3-4. 감 정

천식은 원칙적으로 정신심리학적인 질환은 아니고 생

리적인 질환이다. 그러므로 지체장애자가 마음만 먹으면 휠체어에서 벌떡 일어나 걸을 수 있는 것이 아닌 것처럼, 천식 환자들에게 "자, 이제 숨을 잘 좀 쉬어봐." 또는 "진정해."라고 말로만 한다고 해서 해결될 일이 아니며, 약재를 포함한 적절한 치료를 같이 해야 하는 것이다.

그러나 화가 나거나 두렵거나 슬퍼지거나 크게 웃거나 하는 감정적인 상태로 인해 천식이 유발될 수도 있다. 이러한 감정 상태가 호흡 양상에 변화를 가져오고, 나아가 기관지 수축을 유발할 수도 있는 것이다.

4. 천식의 증상

천식의 증상 중에서 가장 특징적인 것은 천명을 동반한 발작적인 기침과 호흡곤란이 심하게 나타나는 것이다. 가끔 가슴 부위의 압박감을 호소하는 수도 있으며, 심할 때에는 호흡곤란으로 인하여 입술이나 손톱이 새파랗게 되는 청색증(Cyanosis)이 나타나는 경우도 있다. 이런 증상들은 치료를 하거나 혹은 자연히 소실되기 때문에 천식 발작이 끝나면 환자는 언제 그랬냐는 듯이 아주 편안해진다.

또한 주의해야 할 것은 천명이 없이 만성적인 기침, 흉부압박감, 원인을 알 수 없는 호흡곤란의 증상만 있는 천식도 적지 않다는 사실에 유념할 필요가 있다.

4-1. 천명(Wheezing)

천명이란 기도가 부분적으로 막혀서 숨을 내쉴 때 쌕쌕
거리거나 가랑가랑하는 호흡음이 나타나는 것을 말한다.

어떤 원인에 의하여 기관지 점막에 부종이 있다든지, 기
도 내에 점액이 존재한다든지, 기관지 평활근이 수축한다
든지, 외부에서 기관지를 압박한다든지 할 경우에 기도가
부분적으로 막히게 되면 천명음이 들리게 되는데, 기도가
완전히 막히게 되면 호흡음이 들리지 않게 된다.

천명은 천식 외에도 기도 내의 이물, 울혈성 심부전증,
세기관지염, 천식성 기관지염, 만성기관지염, 과민성 폐
장염, 폐암과 같은 종격 종양 등에서도 비교적 흔하게 나
타나기 때문에 주의해서 감별해야 한다.

4-2. 기침(Cough)과 객담(Sputum)

기침이 1개월 이상 계속되는 것을 만성 기침이라고 하
는데, 기침이 만성적으로 재발하면서 천명을 동반할 때에
는 천식을 의심해야 한다. 그러나 천명이 없이 만성 기침
만 하는 경우도 적지 않다.

과거에 자주 반복되는 천명이 있었고, 운동을 하거나 추
운 공기를 접할 때 기침을 하게 되고, 가족 중에 천식이나
알레르기가 있을 때에는 천식일 가능성이 높다. 객담은

거의 없이 마른기침일 때가 많지만, 어떤 경우에는 발작이 끝날 무렵에 기침과 함께 담이 나와야 편안해진다는 사람도 있다. 담은 보통 엷고 투명하고 점조(粘稠)해서 좀처럼 뱉기가 쉽지 않아 목에 얽히는 기분이 들 때가 있다.

4-3. 호흡곤란(Dyspnea)

호흡곤란은 호기성(숨을 내쉴 때) 호흡곤란이 많다고 하나, 실제로는 흡기성(숨을 들이마실 때) 호흡곤란을 호소하는 환자도 많다. 호흡곤란의 증상이 가벼울 때는 단지 가슴이 답답하게 느껴지는 경우도 있다. 증상이 심해지면 누울 수가 없어 앉아서 상반신을 앞으로 구부린 자세를 취하는 소위 '기좌호흡(起坐呼吸)'을 하게 된다.

기침과 함께 객담이 배출되고 나면 일시적으로 호흡이 편안해진다. 발작은 보통 야간, 특히 새벽에 많이 일어나는데, 대부분의 사람들은 발작을 일으키는 시간이 일정한 경우가 많다.

5. 천식의 진단 및 검사

환자의 호흡곤란 자각 증상만으로 천식을 판단하는 것은 무리가 따르기 때문에 혈액검사, 폐기능검사를 시행해야 하기도 하며, 천식 외에도 여러 원인이 있을 수 있으나 기관지유발검사 등을 통해 기도과민반응 여부를 확인해야 한다.

첫째, 현재 폐기능의 상태를 파악하여 천식의 발생 여부와 천식 정도를 파악하기 위하여

둘째, 치료를 한 후 치료가 효과적인지를 확인하기 위하여 폐기능검사를 하기 위해서는 여러 가지 기계를 이용할 수 있다.

환자가 집에서 간단히 사용할 수 있는 것부터 큰 병원에서만 가능한 복잡한 것까지 다양하다. 이 가운데 환자가 항상 지니고 있으면서 수시로 필요할 때마다 검사를 할 수 있는 기구를 가지고 있을 필요가 있다. 또한 정확한 사용법과 적절한 검사시기를 잘 알고 있는 것이 중요하다.

검사에 앞서 가장 중요한 것은 환자의 정확한 병력을 파악하는 것이다. 정확한 병력과 진찰만으로 대부분 천식의 진단은 가능하다. 그러나 천식의 정도나 원인 등을 더욱 자세히 확인하기 위하여 다음과 같은 검사들을 할 수 있다.

① 기도가 좁아져서 결과적으로 폐기능이 저하되어 있는가를 측정

② 정상인에 비하여 기도가 예민한지를 검사

③ 알레르기에 의한 천식인지를 확인하는 검사

④ 원인이 되는 알레르겐을 확인하는 검사

6. 천식의 치료

기관지천식은 적당히 치료하고 앓다가 죽는 병이 아니라 치료 후 폐기능을 잘 유지하면 정상적인 생활이 가능하다는 사실을 잊어서는 안 된다.

천식은 예방이 어렵고 완치가 어려운 병으로 알려져 있으나 천식의 조기진단과 치료는 매우 중요하다. 성인들의 천식은 당뇨나 고혈압 같은 만성질환이므로 꾸준한 노력이 필요하며, 약물치료나 주사 등으로 금방 완치를 기대해서는 곤란하다.

효과적인 천식 치료를 위해서는 만성천식으로 진행되어 염증반응이 악화되기 이전에 치료에 나서도록 해야 한다. 실제로 치료가 늦을 경우 염증이 악화되어 더 많은 약물을 사용해도 폐기능이 정상으로 회복되지 않아 경제적 · 육체적 고통을 겪는 경우가 허다하다. 즉 방치할 경우 2차적으로 폐에 심각한 손상을 가져올 수 있기 때문이다.

자신도 모르는 사이에 약한 천식을 앓고 있던 사람이 감기에 걸리면서 천식이 악화되는 수도 있다. 따라서 감기가 보름 가까이 지속되면서 가래나 발작적 기침, 기침 뒤끝에 가슴에서 '쌕쌕' 소리가 나는 증상까지 겹칠 경우 전문의를 찾는 것이 좋다.

6-1. 회피요법

알레르기성 천식은 비알레르기성 천식과 마찬가지로 약물치료가 기본이나 원인 알레르겐인 개나 고양이털이 원인이면 개나 고양이로부터 떨어져 있으면 일정 시간이 지난 후 증상이 없어진다. 집먼지진드기와 나무, 목초, 꽃가루, 곰팡이류, 바퀴벌레, 동물의 털 등을 제거하거나 피하도록 하는 것이 필요하다. 또한 기르는 가축이 원인인 경우 최선의 치료는 되도록 접촉을 피하거나 접촉시 분진, 마스크 등을 착용하는 것이 바람직하다. 특히 소아에게서 가장 문제가 되는 것은 집먼지진드기로 알레르기 환아의 약 70% 이상은 이것이 원인이 된다. 이것들은 이불, 베개, 커튼, 천으로 만든 소파, 카펫 등에 많이 산다.

진공청소기로 자주 청소하는 한편 방안 습도를 40~50%로 유지하고, 최소한 55도 이상의 더운물로 이불 등을 주기적으로 세탁하는 동시에 자주 햇볕에 말림으로써 집먼지진드기를 없애도록 해야 한다. 원인 항원 이외에도 자극성 물질(냄새, 찬바람, 찬 음식이나 음료 등)이 천식을 일으키므로 회피하도록 한다.

6-2. 약물요법

약물치료에는 기관지를 확장시켜 천식 증상을 완화시

커 주는 기관지 확장제로 교감신경 자극제, 테오필린 제제, 부교감신경 차단제 등이 있다. 교감신경자극제의 경우 사용 즉시 효과를 느낄 수 있어 환자들이 선호하지만 원인이 되는 기관지의 염증을 가라앉히지 못하고 약물에 대한 내성이 생긴다는 문제점이 있다. 때문에 항염제인 기관지 점막의 염증을 가라앉히는 부신피질호르몬(스테로이드)을 주로 사용한다.

스테로이드제제는 염증을 가라앉히는 효과는 뛰어나지만 고혈압, 당뇨, 골다공증, 백내장, 녹내장 등의 심각한 부작용을 초래할 수 있다. 약물 투여 방법으로는 주사, 경구투여, 흡입치료의 3가지 방법이 있다.

그중 흡입치료가 우선으로 선택된다. 이는 먹는 약의 30~40분의 1의 적은 양으로 별다른 부작용 없이 빠른 효과를 볼 수 있기 때문이다. 경구투여시 약이 장으로 들어가 이것이 피로 흡수되어 일부가 폐로 가게 되므로 약을 먹고 1~2시간이 지나야 작용이 나타나지만, 흡입시에는 약물이 바로 폐로 가므로 10분 이내에 효과가 나타난다. 하지만 흡입치료를 잘하기 위해서는 여러 가지 교육 및 기술이 필요하며, 5세 이하의 소아에게는 사용하기가 어렵다.

【약물요법 주의사항】
기관지천식이 계속 지속되고 재발이 되는 것은 기관지

의 염증 때문이므로 항염증 약제인 부신피질 호르몬이 가장 강력한 천식의 치료제로 쓰인다. 하지만 이 약제는 얼굴이 달덩이처럼 붓는다, 혈압이 올라간다, 백내장이 생긴다, 특히 성장이 지연된다는 등의 여러 가지 부작용이 심하다. 그래서 보통 천식이 심한 경우에만 사용하며, 반드시 의사의 지시를 받아서 사용해야만 한다.

최근에는 이들 부작용을 많이 줄인 부신피질 호르몬 흡입 약제도 개발되었으나 이 역시 부작용이 올 수 있으므로 의사의 지시를 받아서 사용하는 것이 좋겠다. 중요한 사항은 증상이 나타나지 않으면 약물치료를 중단하는 환자들이 많은데 이것은 잘못이다. 비록 증상이 없더라도 기관지 점막의 염증은 계속 진행되어 시간이 지나면 돌이킬 수 없는 기관지 손상을 초래하기 때문에 전문의가 처방한 대로 지속적으로 약물치료를 받아야 한다.

6-3. 면역요법

원인 항원에 따라 개개인 환자에 맞는 면역주사를 사용하기도 한다. 원인 항원을 알고 있는 경우 이 항원을 적은 농도에서 점차 증량 주사하여 원인 물질과 접촉해도 증상이 적게 나타나게 하거나 나타나지 않게 할 목적으로 사용한다.

면역주사는 원인 항원의 일정한 양을 3~5년간 피하주

사하는 것으로 경증 내지 중증의 기관지천식 환자에게만
사용하는 것이 바람직하며, 원인이 꽃가루나 집먼지진드
기처럼 원인 물질이 확실한 경우에 시행하는 것이 가장
바람직하다. 원인 항원의 회피가 불가능하고 약물치료로
호전이 없을 때 사용한다.

6-4. 예방법

알려진 알레르기원이나 오염된 공기를 피해야 하며, 혈
액검사나 폐기능시험 및 가슴 부위의 X-선 검사를 통해
천식으로 확인되면 거담제, 기관지 확장제 등의 약물요법
을 쓰거나 천식을 유발하는 알레르기원과 자극 물질을 제
거하고, 발작이 시작되면 똑바로 앉아 있도록 해야 한다.
구급약이 필요하면 전문의와 상의하여 치료해야 한다.

평소 생활에서도 갑작스런 운동은 삼가고, 운동 후 천식
발작이 생기면 앉아서 휴식을 취하며, 따뜻한 물을 자주
마시는 것이 좋다. 천식은 조기진단과 치료, 환자와 가족
에 대한 건강 교육이 중요하다는 것이 호흡기질환 전문의
들의 조언이다.

1) 천식치료의 목표

천식은 치료해서 완치가 되는 질환은 아니다. 그러나
천식은 치료와 장기적으로 관리를 잘해 주면 증상의 발생
을 현저히 감소시키거나 거의 일어나지 않는 상태로까지

이끌 수 있다. 따라서 천식을 완치시키고자 불필요한 노력을 하는 것은 어리석은 일이며, 다음과 같은 치료 목표를 가지고 천식 어린이를 관리하는 것이 중요하다.

① 일단 발생한 천식 증상의 해소

② 다시 천식 증상이 재발하는 것을 예방

③ 운동을 포함한 정상적인 활동을 유지

④ 폐기능을 정상으로 유지

⑤ 되돌릴 수 없는 기도 폐쇄의 발생을 예방

⑥ 약제 부작용의 최소화

2) 네뷸라이저(nebulizer) 사용 지침서

(대한소아 알레르기 및 호흡기학회 제공)

① 천식시의 네뷸라이저 사용은 한국 소아천식 치료지침서(1998년 제정)의 기준에 의한다.

② 기관지 확장제의 네뷸라이저 사용은 증상 완화 혹은 진단의 목적으로만 사용해야 하며, 지속적인 기관지확장제의 사용은 반드시 항알레르기제와 병용해야 한다.

③ 네뷸라이저 사용은 반드시 의사 혹은 관리자, 보호자의 감시하에 이루어져야 하며, 환자 혼자의 단독 사용을 금한다.

④ 네뷸라이저 사용시 갑작스런 기도수축이 일어날 수 있으므로 주의해야 한다.

⑤ 극도의 심한 천식 발작시는 네뷸라이저로 기관지확장제를 반복적으로 사용할 수 있으며, 분무와 동시에 산

소를 함께 줄 수 있다.

⑥ 약제의 용량은 2~2.5 mL가 적당하며 4 mL를 넘지 않는 것이 좋다.

⑦ 기관지확장제의 분무시간은 약 10분 내외가 적당하다.

⑧ 네뷸라이저 사용시 잘 나오지 않거나 물방울이 튀는 경우는 약실을 살짝 손가락으로 몇 번 두드린다.

⑨ 마스크나 마우스피스가 모두 효과적이지만, 마스크를 사용하는 경우는 얼굴에 꼭 맞아서 빈틈이 없어야 한다.

⑩ 마스크를 사용하는 경우 입을 벌리고 입으로 천천히 숨을 쉬도록 한다.

⑪ 스테로이드제를 분무하는 경우에는 아구창이나 드물게 백내장이 생길 수도 있다. 아구창을 예방하기 위해서는 구강 내를 물로 세척하고, 마스크를 사용한 경우는 얼굴도 함께 닦아야 한다.

⑫ 이프라트로피움 브로마이드의 경우는 녹내장의 위험 때문에 마우스피스의 사용이 추천되나, 영유아에게는 사용이 어려우므로 마스크를 사용할 수 있다.

⑬ 네뷸라이저의 세척은 1~2회 사용 후에는 튜브와 약실을 컴프레서에서 분리하여 물을 통과시키고 튜브를 세척하는 것이 좋다. 약실과 마우스피스, 마스크 및 튜브는 따뜻한 물로 세척하고 (가능하면 약 10분간 소독수에 담

가 소독한 후) 완전히 말려서 EO 가스로 소독한 후에 사용한다.

⑭ 튜브, 약실, 마스크 및 마우스피스는 한 달에 한번은 교체해야 하고, 내구성 재질을 사용한 경우는 여러 번 세척 및 소독하여 사용할 수 있지만 매년 교체하는 것이 원칙이다.

⑮ 자가 네뷸라이저 치료 환자에게는 반드시 네뷸라이저 처방을 해주어야 하며, 환자 임의로 사용하지 않도록 감독해야 한다. 처방에는 약제 종류 및 용량, 사용빈도, 증상이 약제에 반응하지 않을 때 취해야 하는 행동 지침서를 주어 야 한다.

⑯ 환자와 보호자를 교육해야 하며, 가정에서 사용하기 전에 반드시 의사 앞에서 사용법을 연습해 보아야 한다.

3) 천식 환자의 주의사항

① 로열젤리

건강식품으로 알려진 로열젤리를 천식 환자가 복용할 경우 심각한 알레르기 반응을 보일 수 있는 것으로 밝혀졌다. 소비자정보지『컨슈머 커런트』최근호는 호주 과학자들의 임상결과를 인용, 로열젤리의 위험성에 대해 경고하고 있다.

호주 과학자들은 천식 환자가 로열젤리를 복용한 후 심각한 부작용을 일으킨 사례 5건을 소개하면서 "이 가운데 11세의 천식 환자는 로열젤리를 복용하고 목숨을 잃었

272

다"고 발표했다. 과학자들은 "이 같은 부작용은 로열젤리에 포함되어 있는 단백질 성분 때문이며, 복용 후 2시간 만에 부작용 증상이 나타났다"고 설명했다.

② 천식흡입제 녹내장 유발 위험

캐나다 맥길 대학의 역학교수인 새미 수이사 박사는 최근 미국의학협회(AMA) 회보에 발표한 연구보고서에서 스테로이드 흡입제를 1천5백 마이코그램 이상 3개월 넘게 사용하면 녹내장 위험이 44% 높아지는 것으로 역학조사 결과 나타났다고 밝혔다.

수이사 박사는 지난 88년부터 94년까지 녹내장이 발생했거나 그 전단계의 증세가 나타난 66세 이상의 안과 환자와 녹내장이 없는 다른 안과 환자 3만8천3백25명의 보험기록을 비교분석한 결과 이 같은 사실을 밝혀냈다고 말했다.

수이사 박사는 그러나 이런 결과가 나왔다고 해서 천식 환자들이 흡입제를 당장 끊어서는 안 되며, 그 대신 녹내장의 초기 증세가 나타나는지를 유심히 살펴야 할 것이라고 강조했다.

③ 어린아이의 장난감곰은 주1회 냉동시켜야 좋다

천식이나 다른 호흡기 장애가 있는 아이들은 장난감곰을 1주일에 한번씩은 냉동시킨 뒤에 가지고 놀아야 한다고 영국의 아동보건 전문가가 주장했다.

영국 사우스햄프턴 대학 아동보건과의 질 워너 박사는

장난감곰과 같이 아이들이 껴안기를 좋아하는 인형이나
카펫, 커튼 등에는 천식 발작을 일으키는 먼지진드기들이
숨어 있다고 지적하고, 따라서 장난감곰과 같은 것은 24
시간 냉동시켜 먼지진드기를 죽여야 한다고 말했다.

워너 박사는 이렇게 냉동시킨 장난감곰은 다시 물에 씻
어 세탁을 해야 하며, 그 이유는 죽은 진드기들을 제거하
기 위해서라고 말했다. 워너 박사는 이런 일을 1주일에 한
번씩 되풀이해야 한다고 덧붙였다. 천식 환자는 매년 늘
오나고 있으며, 영국에서는 매년 2천명이 천식으로 사망
하고 있다.

4) 천식의 민간요법

① 과루실(하눌타리의 익은 열매)을 이용하는 것이 가
장 보편적이다. 방법은 신선한 과루실 1개를 반으로 쪼개
서 그 속에 있는 씨의 숫자만큼 살구씨를 집어넣고 다시
원형대로 맞추어 물에 축인 한지로 곱게 몇 겹을 싼다. 그
리고는 그 위에다 진흙으로 터지지 않도록 꼭 싸서 불 속
에 넣고 구워 완전히 익으면 꺼내 곱게 가루로 만든 다음
별도로 패모를 살구씨 개수만큼 곱게 가루로 만들어 고르
게 섞는다. 이를 오지그릇에 담아서 찬물 속에 담가 하룻
밤을 지내고 화독이 제거된 뒤 꿀로 반죽하여 8g씩 하루
2차례 등심(골풀 속심) 끓인 물에 섞고 흑설탕 8g을 타서
식전 1시간에 복용하면 오래된 천식에 효과가 있다.

② 도라지 뿌리인 길경도 천식 치료에 좋다. 마른 길경

9g을 물에 달여서 하루 3회씩 식후 2시간에 복용한다.

③ 물엿에 무를 잘게 썰어 넣으면 무의 물기가 엿에 섞여 맛좋은 물엿이 된다. 이를 1회에 10~20ml씩 하루 2, 3회 식후 1시간에 마시거나 뜨거운 물에 타서 복용해도 효과적이다.

④ 가래가 많이 나올 때는 마른 반하(끼무릇의 덩이줄기)를 가루로 내어 1회에 2, 3g씩 생강즙과 함께 복용한다. 또한 반하 3, 4g과 생강 2, 3g을 물에 넣고 함께 달여 마시거나 반하 마른 것을 곱게 가루내어 하루 3회 매회 3g씩 생강을 짓찧어낸 즙으로 복용해도 효과를 볼 수 있다.

⑤ 백반 100g과 과루인 200g을 함께 볶아 가루로 만들어 찜통에 쪄서 익힌 무 2, 3개에 8~10g씩 버무려 먹어도 좋다.

⑥ 무의 윗부분을 자르고 속을 파낸 다음 그 속에다 꿀 두 순갈을 넣고 다시 윗부분을 덮고 솥에 쪄서 하루 한 개씩 복용해도 천식에 효과적이다.

⑦ 마른 시엽(감나무의 잎) 9g을 물에 달여 하루 3회 복용하거나 차 대용으로 여러 차례 나눠 복용해도 좋다. 허약한 사람이나 노인의 경우에는 살구씨와 들깨를 10대 1 비율로 섞고 가루로 만들어 1회에 6~8g씩 하루 3회 식후 1시간에 복용해도 좋은데, 특히 노인의 경우 꿀에 개어서 복용하면 더욱 효과가 있다.

⑧ 갑작스럽게 냉기를 마셔 기침과 천식이 있는 경우에는 후추 49알을 살아 있는 개구리 뱃속에 채우고 염니(소금에 물을 부어 풀처럼 만든 것)로 싸서 까맣게 태워 가루로 만들어서 잠자리에 들 때 그 3분의 1을 1회분으로 하여 술과 함께 먹어도 효과가 있다.

⑨ 노인의 만성적인 해소와 천식에는 무씨를 노랗게 볶아 고운 가루로 만든 다음 꿀로 녹두알 크기의 환약을 만들어 매번 30~50알씩 하루 3번 입안에서 씹거나 녹여서 넘기면 기침도 낫고 식욕도 좋아진다.

⑩ 천식 환자에게 좋은 음식으로는 배, 도라지, 은행 등이 있다. 사골 뼈 진국이나 소허파 한 근에 은행 20알을 넣고 고아 마시면 효험이 있다. 마른 수건으로 자주 온몸을 문지르는 것도 폐기능을 강화하는 데 도움이 된다.

⑪ 물을 충분히 마시면 가래로 막힌 기도를 편하게 하는 데 도움이 된다.

⑫ 배를 재 속에 넣어 물렁해진 다음 즙을 먹는 것도 한 방법이다. 배에 구멍을 뚫어 후추알을 넣고 밀가루로 싸서 구운 후 배만 먹어도 좋다. 숨이 가쁠 때는 배 속에 검정콩을 채워 익혀 먹고, 가래가 많을 때는 배즙에 생강이나 연근즙을 섞고 꿀을 타서 마신다.

⑬ 호두 기름을 장기 복용하면 효과가 있고, 은행을 하루 5~6개씩 먹어도 효험이 있다.

⑭ 은행의 겉껍질만 벗기고 프라이팬에 볶아 1회에 1, 2

알, 하루 3회씩 몇 달을 장복하다 보면 어느 새 가래가 많이 가라앉는다.

⑮ 온천욕

천식을 앓는 환자는 유황천을 찾아야 하는데, 단순천이나 식염천을 찾는다면 별도움이 되지 않는다는 점을 고려해야 한다. 온천욕은 일반적으로 하루 두번 정도가 적당하며, 아침과 저녁 잠자기 전 각각 한번씩 하는 것이 좋다. 입욕시간은 10~15분 정도가 적당하다. 너무 오래 온천수에 몸을 담그고 있으면 좋지 않다는 점을 명심해야 한다.

⑯ 산 정어리 삼키면 천식에 특효

인도에서 1992년도에 천식 환자들에게 생물고기 민간요법이 큰 인기를 얻고 있었다. 수도 뉴델리 남쪽 1,200km 지점의 하이데라바드 지역에 살고 있는 구드 가문의 특수 비방으로 전해져 온 이 요법에 따르면, 특수 비법으로 양식된 약 2.5㎝ 길이의 생 정어리를 그대로 삼키면 천식 환자들에게 특효를 발휘한다는 것이다.

매년 6월이면 점성사들이 정한 날에 인도 전역에서 천식 환자들이 이 공짜 치료를 받기 위해 하이데라바드로 몰려들었다. 이 가문은 돈을 받지 않고 치료해 주고 있는데, 정어리 양식에 필요한 약초 구입을 위해 연간 4만 루피(약 1천1백 달러)에 달하는 돈을 자체적으로 조달하고 있다. 한편 정어리를 삼킨 환자들은 완치를 위해서 양고기, 시금치 등 25가지의 음식은 섭취하고 술, 카페인 등은 삼가는 등 45일간의 엄격한 식이요법을 실시해야 하며, 최소한 2년 연속 물고기 치료를 받아야 한다.

그러나 치료효과를 두고 환자들의 평가는 엇갈리고 있다. 구드가는 그들의 환자 90%가 치료되었다고 주장하고 있으나 증거는 제시하지 못하고 있다. 실제로 구드가의 비방에 따랐던 천식 환자 중에는 아무 효과도 보지 못했다는 이들도 있었고, 이와는 반대로 상당한 치료효과를 보았다는 이들도 있었다.

⑰ 만성 기관지천식, 해소 : 껍질 깐 살구씨를 하룻동안 물에 담근다. 살구씨는 마른기침 거담에 효과가 있어 식전에 1알씩 씹어서 5알 정도를 먹는다. 또 배 한 개를 속을 판 뒤 붕사 2g에 꿀을 넣고 문종이와 찰흙으로 싸서 약한 불에 구워 짜낸 물을 마시거나 호두를 수시로 먹어 몸을 따뜻하게 해주는 것도 좋다.

5) 어떻게 폐기능을 향상시키고 효과적으로 만들까?

천식을 가지고 있는 아이들은 꾸준히 운동을 해서 우리 몸이 산소를 이용하는 능력을 향상시키면 많은 도움이 된다. 이를 위해 우선 규칙적으로 간단한 호흡법을 연습하는 것이 좋다. 사람들은 보통 폐의 능력을 최대로 활용하지 못한다. 보통 1/3~1/4 정도의 폐기능은 거의 사용하지 않기 때문에 그만큼 발달이 되지 않은 상태로 남아 있게 된다.

호흡법을 연습하면 호흡을 좀더 깊게 하게 하여 폐를 더 강화시키고 확장시켜서 별로 이용되지 않던 부위도 이용하게 되고, 그곳으로도 산소가 보내져서 천식의 빈도나 정도를 감소시키는 데 도움이 된다. 또한 적절한 호흡법은 천식이 생겼을 때에도 적용할 수 있으며, 환자로 하여금 심리적으로 안정이 되고, 천식이 더 악화되는 것을 피하는 데에도 도움이 될 수 있다.

첫번째 방법은 횡격막을 충분히 이용하는 것이다. 숨을 들이쉴 때 최대한 들이쉬고 내쉴 때도 최대한 내쉬면서 심호흡을 하는 것이다. 가장 간단한 방법은 앉거나 서서 또는 누운 상태에서 손바닥을 명치와 배꼽 사이에 올려놓고 심호흡을 한다. 횡격막을 많이 사용할수록 배가 그만큼 불러졌다가 꺼졌다가 하는 것을 느낄 수 있다. 이처럼 한번에 수분씩 하루에 여러 차례 연습을 한다.

이런 연습에 익숙해지고 횡격막을 이용한 호흡이 한층 자연스러워지면 호흡을 두 부분으로 나누어 연습한다. 우선 숨을 들이쉴 때 하나부터 넷까지 속으로 세면서 조금씩 나누어 들이쉬는데 넷을 셀 때쯤이면 완전히 들이마신 상태가 되도록 한다. 이어서 여덟까지 세면서 같은 방식으로 숨을 나누어 내쉬면서 여덟을 셀 때쯤 완전히 숨을 내쉰 상태가 되게 한다.

이런 연습을 수일 동안 하고 난 후 들이쉴 때는 넷까지만 세지만, 숨을 내쉴 때의 세는 수를 서서히 늘려간다. 그러면서 더 이상 내쉴 숨이 없어질 때까지 얼마나 많은 수를 셀 수 있는지 확인해 본다.

또 한 가지 방법은 누워서 하는 것인데 횡격막에 무게를 실어주는 방법이다. 2kg 정도의 무게가 나가는 책 같은 물건을 배 위에 올려놓고 하는 방법이다. 호흡은 앞에서 한 것처럼 천천히 심호흡을 하며 10번 내지 20번 정도 반복한다.

또 다른 방법은 오른손을 배 위에 올려놓고 왼손은 오른쪽 가슴 위에 올려놓는다. 눈을 감고는 상상의 풍선을 크게 분다고 생각하면서 배와 가슴을 세게 누르며 숨을 최대한 내쉰다. 이렇게 하면 폐를 최대한 비우고 나서 심호흡을 하게 되어 폐로 공기가 충분히 들어오게 된다. 그리고 숨을 쉴 때마다 깊게 심호흡을 한다. 숨을 들이쉴 때 어느 손이 주로 움직이는지를 살펴본다. 배 위에 있는 오른손이 주로 움직이고 왼손은 거의 움직이지 않아야 한다. 흔히 말하는 단전호흡을 생각하면 된다.

천식이 발생하여 호흡이 어려워지기 시작할 때도 호흡을 천천히 고르게 하도록 노력해야 한다. 흥분하지 말고 가쁘게 호흡을 하지 말아야 한다. 자리에 앉아서 잠시 안정을 하고 어깨에 힘을 뺀 채 편히 내려뜨리고 서서히 심호흡을 하는 데 정신을 집중한다. 다리를 들어 가슴 속으로 끌어들이는 것처럼 상상하면서 숨을 다리로부터 가슴 속으로 끌어들인다. 숨을 내쉴 때는 공기를 다시 다리로 내려보내듯이 내쉰다.

호흡하는 데 스스로 많은 시간을 들이는 것이 중요하다.
또한 숨을 들이마셨을 때는 공기가 수초 동안 가슴 속에
머물러 있게 한다. 그런 다음 숨을 내쉬는데 상태가 안정
이 되는 만큼 다리는 점점 무겁게 느껴질 것이다.

Ⅳ. 토르말린

1. 서 두

**21세기의 신소재 토르말린(Tourmaline ; 전기석)

현재 지구상에는 자체 에너지를 가지고 있는 광물질이 3가지 있는데, 그 3개의 광물질은 우라늄광, 자철광, 토르말린뿐이다.

토르말린의 존재는 근세기 말에 발견되었고, 붕소를 함유한 사이크로 규산염 광물질로 특이한 결정구조를 가지고 있다. 자연상태에서 스스로 전하(電荷)를 가지는바, 전하는 태양으로부터 끊임없이 받는 전자파로 인해 태양으로부터 (一)전류(전자파)를 받아 토르말린의 (+)극으로 흘러 인체에 가장 유익한 0.06mA의 미약(微弱) 전류가 영구히 흐른다. (인체에 전류가 흐르는 것에 대한 연구는 이미 입증되어 양방, 한방에 모두 적용되고 있다.)

토르말린의 압력이나 온도변화에 따라 (+)와 (一)의 전하를 동시에 띠게 되며, 물이나 공기 중의 수분과 접했을 때 (一)이온을 무수히 계속 발산한다. 깊은 삼림 속이나 해변가 또는 폭포수 옆에는 (一)이온이 많으나, 오염된 한 강물이나 하천에는 (+)이온이 많다.

지금 건축물의 옥상에 있는 물탱크의 뚜껑을 열어보면 이끼가 끼어 있고, 오염된 물질이 보일 것이다. 이는 모두 수중에 있는 각종의 미생물 때문이다. 미생물은 토르말린에 의해 발생되는 미약 전류에 의해 단백질이 분해되어 없어진다. 그리고 (一)이온을 계속 수중에 발산하여 물을 정화시키고 중금속을 흡수, 고착시킨다. 응고된 단백질과 그 밖의 다른 물질들이 화합하여 용해되거나 부식되는 작용을 전기적인 에너지에 의해 본래의 상태로 유지하기 위한 운동을 한다.

토르말린은 전기석이다. 이 미약 전류가 수분을 활용하여 수분의 활원력을 더해 주는 것이다. 이 수분의 응용 여하에 따라 지구 신시대에 있어 인류 존속의 활로가 달려 있다. 지구상에 존재하는 모든 것, 식물, 동물, 그리고 물과 공기와 대지도 수분을 포함하고 있다. 인체의 체중 가운데 2/3가 혈액과 체액 등의 수분이다.

토르말린의 전기적 특성으로 발생하는 마이너스 이온이 인간의 몸을 약알칼리성 체질로 개선시킨다. 토르말린이 가진 활성화, 말하자면 활원력이 노인화의 원인인 산화의 방지와 몸의 내면에서 체질을 개선하는 면역력을 높여주는 것이다. 이 건강 개선력이야말로 토르말린이 장수

에너지, 장수 파워 등으로 불리는 이유가 되었다.

2. 토르말린이란 무엇인가?

토르말린은 중국명과 같이 일본명도 전기석이다. 화산 활동으로 생성된 화성암의 그룹에 속한다. 외형상으로는 6면을 가진 결정체이고, 변화가 풍부한 여러 가지의 색조를 갖고 있다. 그 특성은 식물의 수분을 빨아올리는 일을 돕는 붕소를 포함한 광물이고, 전기석이라고 불리는 것을 보면 알다시피 미약의 전류를 갖고 있기 때문이다. 또한 우연인지는 모르나 인간의 생명을 유지하고 있는 0.06mA와 동일이다.

또 광석으로서의 열에너지는 원적외선 방사율 92.72%이고, 그 파장도 인간의 열에너지와 다름없는 4~14미크론(1미크론은 100만분의 1미터)의 뉴원적외선이다. 여기서 주목하고자 하는 것은 미약 전류와 뉴원적외선의 파장 어느쪽도 불가사의하게 우리들 몸의 에너지와 동일하다는 것이다. 여기에 토르말린의 건강효과의 비밀이 있는 것이다.

3. 토르말린의 인정성

공공기관으로부터의 인정성 - 일본

증1. 토르말린은 1996년에 신식품첨가물 규제와 함께 발표된 동년 4월 16일자의 「일본 후생성고시 제 120호」에 추가된 23품목 중의 하나로 전기석으로 명칭하고 『기존 첨가물명부』에 수록되어 있다. 토르말린은 식품첨가물로서 인정되어 입에 넣어도 유해가 없고 식품에 사용해도 문제가 없다.

증2. 토르말린은 1996년 10월 23일 일본 후생성에 의해 화장품 원료로 인가되었다. 화장품 원료로 공공기관의 인가를 받았다는 것은 인간의 피부에 사용해도 해가 없다는 뜻이다. 여기서 인가를 받았다는 것은 정량 데이터가 완비된 토르말린이지 토르말린 전부는 아니다.

이 두 가지 인가의 의미를 생각해 볼 때 인간이 먹어도 좋고 몸에 발라도 좋다는 것은 안정성의 증명으로는 충분한 것이다.

또한 섬유분야에서는 약석(藥石)섬유나 니켈 혼합의 전자파 감쇠(減衰)섬유 등이 잘 팔리는 상품으로 주목된다. 일본 전국의 사용자들로부터 얻은 정보 중에 토르말린을 새로운 약석으로 단언할 수 있다는 사실이 계속적으로 나오고 있다. 화학분야에서 연구개발된 약에는 부작용 등 여러 가지의 문제점이 적지 않다.

그러나 토르말린은 부작용의 걱정이 없는 것으로 많은 사람들의 체험에 의해 증명되었다. 의약품 분야에서는 머지 않은 장래에 약으로서 인정된 토르말린의 전기적 특성

을 활용하여 피부의 이온으로 침투하는 초미립자의 바르
는 약 등이 개발되면 주사나 내복약이 필요 없는 시대가
올 것이다.

4. 토르말린의 효과

원적외선의 다량 방출 / 탁월한 비교 우위의 신소재임.
토르말린은 인간의 세포가 가지는 제 기능을 증진시키
는 힘이나 과산화지질을 억제하는 힘, 그리고 암이나 백
혈병 세포를 약화시키는 작용이 크다.
토르말린을 0.5미크론의 크기로 분말을 만들어 섬유 속
에 넣은 재료는 조끼, 시트, 복대, 장갑, 양말 등을 만드는
데 이용되고 있다.
탈취, 소취 효과 : 토르말린 광석의 가장 뛰어난 효과이
다. 음식물 찌꺼기나 담뱃재에 토르말린의 광석가루를 약
간 뿌리는 것만으로도 냄새가 없어져 버린다.

4-1. 토르말린은 전자파를 좋은 에너지로 바꾼다

자동차, 기차, 휴대전화, 컴퓨터, 오디오, 전자게임, 전
기난로 등 현대생활은 위험한 전자파로 넘쳐 있다. 전자
파는 어디에서나 나오기 때문에 어디에서든 인체에 해를
입힌다.

전자파 방지제가 시중에 나와 있으나 마음이 안정되는 정도로 그칠 뿐 모든 전자파를 완벽히 차단시키지는 못한다. 완화 혹은 교란할 수 있는 토르말린의 작용을 생각해 볼 수 있다.

4-2. 원적외선이란

전자파의 파장 영역 중 3-1,000미크론 범위로 가시광선보다 강한 열작용을 한다. 방사 에너지가 직접적이고 순간적인 열전달로 빠르게 가열, 에너지 절약효과가 크다. 건조가열, 온열치료, 건강용품, 건축 내장재에 널리 이용되고 있다.

원적외선은 물질에 잘 흡수되고, 흡수되어도 화학변화를 일으킬 정도의 에너지 레벨은 그리 높지 않으며, 그대로 열에너지로 변환되는 성질을 갖고 있다. 최근 이 원적외선의 성질이 주목을 받으면서 원적외선 의류, 원적외선 커피, 원적외선 마사지기 등이 상품으로 개발되어 한때 원적외선 붐이 일어나기도 했다.

실제로 효과를 생각하면 당초에는 무엇인가 조금 확실하지 않았던 것도 사실이며, 그 증명이라도 하듯 그렇게 대단했던 인기도 눈 깜짝할 사이에 사라져 버렸다. 토르말린의 경우 다른 기능과 합해질 때 원적외선 효과는 더욱 유효하리라 확신하며, 그 방면으로의 연구 여지는 충분히 남아 있다고 생각한다.

4-3. 원적외선의 효능

겨울철 일회용 난로에 토르말린 광석분말을 넣으면 발열성에 의해 원적외선 효과는 반드시 한층 더 높아질 것이다.

· 신진대사 촉진으로 피부 온도 상승

· 일반적으로 온욕효과라고 하면 피부 온도가 0.2 올라갈 때 온욕효과가 있다고 해서 온욕제로서의 온욕효과는 이것이 기준이 되었다.

· 토르말린 광석을 온욕제로 사용시 피부 온도가 0.6~0.8까지 올라간다.

· 혈액순환이 좋다는 것은 신진대사는 물론 모공 속에 막혀 있어 산화된 피지방인 피부의 노폐물이 땀과 함께 나오기가 쉽게 된다는 것이다.

① 세포 활성화 - 분자진동촉진, 소화흡수작용

② 모세혈관 확장 - 혈액순환촉진, 영양 과산소공급, 심장병, 동맥경화, 혈전심근경색, 고혈압, 저혈압…… 등 예방

③ 한선작용 활성화 - 인체 노폐물 배설촉진, 피부탄력, 활력, 근육유지

④ 자율신경 활성화 - 신경자극촉진, 두뇌를 맑게, 기억

력 증진, 노인병, 치매

5. 결 론

현재 일본에서는 토르말린 광석의 활용 개발에 2,000여 개 이상의 기업이 노력하고 있다. 토르말린이 아직 국내에서는 불가사의한 돌(乭)로 널리 알려지지 않았으나, 일본에서는 경이적인 돌, 기적의 돌이라 불릴 만큼 심지어는 빵 굽는 오븐에까지 사용되기에 이르렀을 정도로 활용도는 다양하다.

21세기의 새로운 시대를 앞두고 원적외선 시장은 계속적으로 발전할 것이다. 현시점에서 말하고 싶은 것은 앞으로 원적외선 시장이 일시적인 붐이 아니고 효과를 실증하는 제품을 소비자들에게 공급해 주는 일이다. 우리나라의 원적외선 기술은 아직 초기 단계이다. 향후 원리와 해명 그리고 기술개발을 더욱 진전시켜 보다 큰 장점을 갖는 산업으로 발전시켜야 하겠다.

한편 원적외선 응용 상품에 있어서는 새로운 것들이 속속 등장하고 있다. 현재 시장에 나오고 있는 제품들은 종래의 제품에 원적외선 효과를 부가한 것들이다. 성능면에서 이 같은 제품을 선행 개발한 벤처 기업들과 추가로 개발에 나선 대기업들이 선의의 경쟁 상대가 되어 성장하는 기업이나 도태되는 기업이 생겨나면서 더욱 발전해 갈 것이다.

원적외선 응용상품도 다품종이 개발되겠지만, 앞으로 원적외선의 효과를 언급하지 않은 상품의 카피는 생존하기 어려울 것이다. 앞으로 산학연이 공동으로 원적외선 효과를 입증하는 것이 필요하다

원적외선 상품 개발에 몰두함과 동시에 원리를 이해하고 원적외선 산업을 가장 효율적으로 발전시켜 생활용품을 만들어 나가는 데 끊임없는 관심과 연구로 임해야 할 것이다.

【공치사】

책을 마치면서 나는 어느 때보다 기분이 좋고 보람을 느끼고 있다. 태어나 가장 경기가 안 좋다는데도 말이다. 빚을 지고 힘들어도 내 곁을 떠나지 않는 분들이 있어서이다. 내가 그분들에게 무엇인가를 해야 한다는 사명감에 잠을 못 이루고 있다. 고백하건대 내 형제도 못해 주는 보증을 서주신 인천기능대학의 조수연 교수/박사의 수억짜리 담보 말이다.

나는 거듭나고도 다시 태어난 기분으로 살아간다. 남에게 도움을 주고 힘든 환경을 바꿔주며 인간의 가장 기본적인 존엄성을 찾는 직업에 이렇게 눈물이 나도록 고마운 분이 천사처럼 나타나 …….

그래서 난 다짐하기를 이 사업을 전개하면서 가장 진솔하고 정직한 개념의 마인드로 임하기로 직원들에게 다짐을 했고, 주식을 직원들에게 나누어 주며 함께 하자고 누누이 강조했다. 그럼에도 불구하고 턱없이 부족한 자금은 매일 뒷목이 당겨온다.

더위에 쪽팔림을 무릅쓰고 전단지를 나누어주는 전직

원들과 사업의 독려를 위해 장시간 통화에도 불구하고 고
통을 감내해 주시는 학장님, 건강 센터 못난이들의 끝없
는 이직, 마케팅 전공으로 강의를 해주는 동양석판 신제
품 팀장인 이상화 동생, 민생은 개판 5분 전인데 대통령을
흔들어대는 국회의원들, 그 흔들림에 약한 말을 철없이
하는 대통령, 매일 승부를 보느라 욕이 입에 밴 한화 감독
유승안형, 납품업자 바뀔까봐 일본제품을 쓰겠다고 헛소
리하는 삼성물산 건강팀의 정신 나간 직원, 몇 명 손님이
방문하면 차량 문제로 몇 푼의 돈 때문에 악을 쓰는 경비
원, 30년이나 뒤진 환경을 모르고 먹으면 93%의 완치를
준다는 젊은 한의사, 이복형제인 큰아버지의 장손 축구선
수 유상철, 90이 넘으신 힘없는 아버지가 매일 파출소에
서의 전화 뒤치다꺼리하는 형, 새벽 기도에 런닝 차림으
로 넥타이를 맨 정우성 목사, 뜸과 단식보다 더 좋은 것은
없다고 외치시는 청호 스님, 개에게 뜸을 뜨시는 잠실 보
살, 짝뚱이를 입고 다니는 별명이 준명품인 세근이, 이 모
든 분들은 나에게 견인차 역할을 하라고 주어진 내 생활
의 근간이다.

　나는 이 환경을 통해 상상할 수 없는, 끝없는 야망을 불
태우고 있다. 그러나 부족하고 부족하기 이를 데 없는 자
신을 돌이켜보면 찬물 맞아 찌그러진 번데기 고추처럼 답
답할 때가 더 많아진다. 하지만 촌로인 어머니의 고생에
비할까? 갖은 고생으로 일궈 놓으신, 돈 안 되는, 무지하

게 높은 빌딩을 소유하신 어머니, 무릎의 관절염과 자식
들의 효도 부족으로도 기죽지 않는 어머니의 살아 생전 1
억분의 1이라도 그 은혜 갚을까 모르겠다.

책을 마치며

누구나 건강하고 잘 살기를 소망한다. 아픈 사람들이 나을 수 있는 방법은 정말 여러 가지가 있다. 스님 말씀에 의하면 천층만층구만층이라고 표현하듯이 복잡하고 미묘하다. 그런데 누구에게나 필요한 것은 병을 이기는 저항력의 보유라는 점이며, 이것을 해결하는 문제는 꾸준한 운동뿐이다. 먹고 자고 일하고가 전부 다인 우리 생활에서 운동을 생활에 넣어두고 진행하는 이는 별로 없다. 그리고 건강하기를 바란다면 요행을 바라는 것과 같다. 운동을 특이하게 생각하는 우리 사회의 고정관념이 문제일 뿐이다.

하루 일과 중 아무리 바빠도 먹고 자는 것과 같은 맥락의 운동을 해보라. 앉아서 탁상공론을 할 것이 아니다. 건강은 누구에게나 나빠질 수 있다는 점을 인지하면서 말이다. 또 하나 간절한 부탁은 세상에서 기적을 불러올 수 있는 약은 없고 기대하지도 말자.

농부의 거둠은 씨를 뿌렸기 때문이며, 건강을 잃은 사람은 관리를 소홀히 했기 때문이다. 마치는 글이 운동에 중

점을 두어 미안하지만, 아무리 좋은 여건을 만든다 해도 체내의 활력소를 만드는 것은 생각이 아니라 운동이라는 점이다. 독자들이 좋다는 식단을 짜고 환경을 바꾸어서 좋은 여건을 만든다 해도 결국에 오장육부의 활동이 저하된다면 기형적인 몸으로 변화하고도 병에 감염될 확률이 점점 더 많아진다는 점이다.

저자와의
계약에 의해
인지생략

엄마, 아토피가 나았어요!

2003년 7월 25일 초판제1쇄인쇄

2003년 7월 30일 초판제1쇄발행

지은이 · 유 원

펴낸이 · 박명호

펴낸데 · **명지사**

등록 · 1978년 7월 8일 제5-28호

서울특별시동대문구장안동369-1

전화 : 2243-6686 · 팩스 : 2249-1253

e-mail · myeongjisa@yahoo.co.kr

ISBN 89-7125-166-2 03510

잘못된 책은 바꾸어 드립니다.

값 10,000원

지상 최대의 보물 뇌 탐험

뇌를·알면·인생·이바뀐다

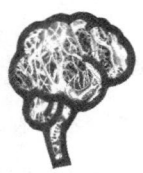

140억개의 신경세포로 이루어진 뇌의 비밀!

21세기에 들어선 우리는 선진국의 대열에 선다는 꿈이 현실화

되고 있다. 그러기 위해서는 위대한 두뇌가 필요하다고

모두들 역설하고 있다. 그런데도 내가 가지고 있는

자신의 뇌구조나 장단점을 잘 모르고 있다.

이 책에는 뇌의 역사와 발달, 컴퓨터는 사람을 능가할 것인가 등

신비스럽고 흥미진진한 뇌 야기가

재미있고 알기 쉽게 담뿍 실려 있다.